_____ 드림

우아하게 발레핏

우아하게 발레핏

초판 1쇄 인쇄 2019년 1월 9일
초판 1쇄 발행 2019년 1월 16일

지은이 오윤하

발행인 장상진
발행처 경향미디어
등록번호 제313-2002-477호
등록일자 2002년 1월 31일

주소 서울시 영등포구 양평동 2가 37-1번지 동아프라임밸리 507-508호
전화 1644-5613 | **팩스** 02) 304-5613

ⓒ오윤하
ISBN 978-89-6518-289-4 13510

우아하게 발레핏

오윤하 지음

경향미디어

Prologue

죽을 때까지 우아하게, 발레핏

내가 발레를 처음 접하게 된 것은 16세 때였다. 처음에는 등이 많이 굽어서 자세 교정을 위해 시작하였지만 발레의 매력에 순식간에 빠져버려서 지금껏 발레를 하고 있다. 발레를 25년 이상 해오면서 남들이 부러워하는 몸매를 유지할 수 있었다. 하지만 열심히 할수록 점점 몸에 무리가 왔고 통증을 무시할 수 없는 상황에서 부상까지 당하면서 내게 척추측만증이 있다는 사실을 알게 되었다. 그동안 발레를 한다고 그렇게 몸을 움직이고 트레이닝을 해왔는데 내 몸에 대해 너무나 모르고 있었다는 사실에 솔직히 아픔보다는 놀람이 컸다.

몸을 움직이는 것에 익숙해서 발레 외에 요가, 필라테스 등 각종 피트니스도 배워보았는데 항상 2%의 부족함을 느꼈고 발레만큼 매력을 느낄 수 없었다. '왜 일반인이 쉽게 따라 할 수 있는 피트니스 프로그램 중에는 발레처럼 재미있으면서 몸매도 예뻐지는 운동이 없을까?' 나는 발레를 보디 컨디셔닝에 맞게 구성한다면 누구나 재미있게 할 수 있는 운동방법이 되리라고 확신했다. 그리고 많은 시행착오 끝에 공식적으로 2011년에 국내 최초로 발레와 피트니스를 결합한 신개념의 발레핏을 만들어 론칭하는 데 성공했다.

하지만 대중은 발레를 어릴 때부터 해야 할 수 있는 무용, 춤, 예술의 장르로만 인식하고 있는 데다 발레핏이라는 새로운 운동법을 생소해했다. 그러던 중 온스타일의 「겟잇뷰티」에 출연해 발레핏을 소개하면서 상황이 달라지기 시작했다. '도대체 발레핏이 뭐에요?'라는 문의가 빗발쳤다. KBS 2TV 「9시 뉴스」 인터뷰를 통해 발레와 피트니스를 결합한 신개념 복합 운동법인 발레핏을 소개한 이후 또 다른 미디어들에서도 다루어졌고 대중에게 빠르게 알려지게 되었다. 발레가 외국 무용인 데다 대다수의 피트니스 프로그램이 외국에서 들어오다 보니 발레핏도 해외에서 들어온 프로그램으로 생각하는데 그 당시에는 해외에서도 발레피트니스 장르가 생소하였다. 오히려 해외 프로그램들을 보면 근력이나 심폐지구력에 집중된 운동이 많다.

실제로 발레핏 코리아 프로그램을 체험한 사람 중에는 미국이나 호주에서 발레피트니스 장르를 접해본 사람도 많았다. 두 프로그램을 체험해본 바로는 외국 프로그램은 운동 강도가 너무 강해서 힘들고 프로그램도 다양하지 않은데, 발레핏 코리아는 힘 빼는 운동부터 시작해서 많은 여성이 선호하는 체형을 만들 수 있고 프로그램이 다양해서 좋다고 했다.

보통 근력을 키우는 운동은 이해하는데 힘 빼는 운동이라고 하면 다들 의아해한다. 하지만 근력을 키우는 것도 중요하지만, 몸에 불균형이 있고 그로 인해 여기저기 통증을 호소하는 이들에게는 힘 빼는 운동이 더 중요하다. 발레핏은 이렇게 통증이 있거나 자세의 불균형을 회복할 수 있는 '메디컬 피트니스'를 다루고 있다.

그리고 많은 사람이 관심을 갖는 '다이어트'를 빼놓을 수 없다. 하지만 다이어트를 시도하다가 잘못된 식이요법과 과도한 운동으로 오히려 부작용을 초래하는 경우가 많다. 발레핏의 '우먼스 피트니스'에서는 올바른 다이어트, 특히 여성들이 무리 없이 즐겁게 할 수 있는 근력운동과 발레리나처럼 우아한 보디라인을 만들 수 있는 운동을 소개한다.

평생 다이어트에 지쳐 있는 사람, 운동을 하고 싶어도 여러 이유로 꾸준히 하지 못한 사람이 좀더 '스텝 보디 스텝'(한 걸음 한 걸음 몸을 이해한다는 의미의 슬로건)하는 데 이 책이 도움이 되면 좋겠다. 부디 발레핏을 통해 몸과 마음이 우아하고 건강해지길 바라며 발레의 대중화와 발전에 도움이 될 바라는 마음이다.

마지막으로 발레핏 코리아 강사진과 이 책이 출간되는 데 애써준 모든 사람에게 감사를 전하고 싶다.

오윤하

Contents

PART 1

발레핏
메디컬
피트니스

무리 없이 살도 빼고
바른 자세 찾기

**PART
2**

발레핏
우먼스
피트니스

여자들의 워너비
몸매 만들기

발레핏 보디라인 교정 운동

PART 3

발레핏
테라피
엑서사이즈

만성통증 없애기

리빙 보디, 내 몸의 감각 깨우기

부록

우리가 말하고 싶은 발레핏

발레핏, 발레와 피트니스의 만남

BalletFIT, Ballet meets Fitness

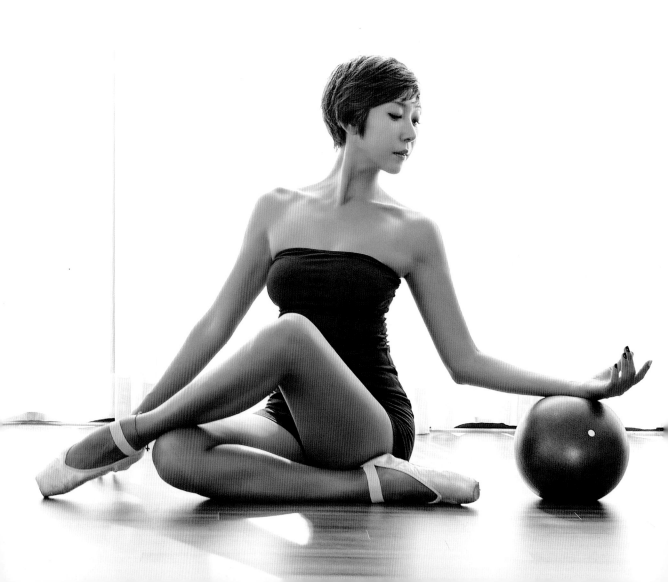

발레가 체형 교정 및 다이어트에 효과가 있다는 것은 이미 많은 사람에게 알려져 있다. 최근에는 유아부터 성인까지 어느 곳에서나 쉽게 발레를 배울 수 있다. 그런데 정작 운동을 제대로 배울 수 있는 성인을 대상으로 한 발레학원의 커리큘럼은 취미 성인 발레 또는 스트레칭 발레 정도의 수준이다. 일반인들이 발레를 안전하고 효율적으로 경험하기에는 다소 부족했다.

발레핏은 발레와 피트니스를 접목해 발레보다는 쉬우면서 발레 이상의 운동 효과를 볼 수 있다. 특히 각각의 장점을 극대화하여 자세 교정과 보디라인 교정 효과가 있다. 다양한 소도구를 이용해 근육을 크게 키우기보다는 가늘고 길게 모양을 다듬는 데 효과적이다. 발레를 해본 경험이 없더라도 한창 성장해야 하는 10대부터 운동 수행 능력이 부족한 70대까지 폭넓은 연령대를 대상으로 개발된 운동이라서 건강한 생활을 추구하는 성인이라면 누구나 즐길 수 있다.

FUN! 발레핏은 재미있다

발레핏은 발레의 기본 동작을 응용해 누구나 즐길 수 있게 만든 운동이다. 하지만 운동 효과가 좋아도 재미가 없으면 꾸준히 유지하기 힘들다. 발레핏은 유연성이 부족해도 충분히 즐겁게 할 수 있다. 솔직히 발레는 단기간에 배우기 어렵고 한계에 부딪히는 경우가 많다. 특히 발레 전공자도 허리통증이나 무릎통증을 호소하기 일쑤인데, 전공자가 아닌 사람에게 내가 배운 방식대로 발레를 가르치면 다소 위험할 수 있다.

발레핏을 즐겁게 하려면 무엇보다 운동을 시작하기 전에 틈틈이 자신의 보디 컨디션을 체크하는 것이 중요하다. 신체의 어느 한 부위만 예쁘게 만든다는 생각, 운동은 힘들다는 생각은 버리자. 특히 통증이 있는 경우에는 발레핏의 테라피 엑서사이즈부터 하나하나 체계적으로 시작해보기 바란다.

발레핏으로 올바른 자세가 몸에 밴다

IDEAL POSTURE!

발레핏은 바른 자세를 스스로 회복하는 SPR(self posture restoration) 시스템을 기반으로 하여 잘못된 자세를 바로잡고 올바른 자세가 몸에 밴다. 아름답고 우아한 보디라인이 되려면 몸을 바르게 세우고 앉고 걷는 것이 무엇보다 중요하다. 그렇다면 올바른 자세란 무엇일까? 정면에서 보았을 때 좌우 대칭이 틀어지지 않고, 측면에서 보았을 때 S라인이 살아 있어야 한다. 똑바로 섰을 때 귓불, 어깨선, 골반, 무릎, 복숭아뼈가 일직선으로 정렬되어 있는지 체크해보자.

발레에서 바른 자세는 중력선 안에 몸을 올바르게 세우되 골반을 바깥으로 회전시키는 턴 아웃 동작을 유지하는 것이다. 일반적으로 고관절의 외회전이 45도 정도가 정상 가동범위라면 발레에서는 최대 90도까지 골반을 열어줘야 한다. 큰볼기근, 중간볼기근, 작은볼기근과 깊은 층의 가쪽돌림근육군들이 작용하면 골반이 외회전되어 턴 아웃을 유지하고 서 있을 수 있다. 턴 아웃을 하면 당기는 힘과 그것에 대항하는 힘이 작용하면서 안정감이 증가한다. 바로 이것이 발레리나처럼 가만히 서 있기만 해도 엄청나게 힘든 이유이다. 발레핏 트레이닝으로 올바른 턴 아웃을 이해한다면 발레리나 같은 가늘고 긴 근육과 올바른 자세라는 두 마리 토끼를 잡을 수 있을 것이다.

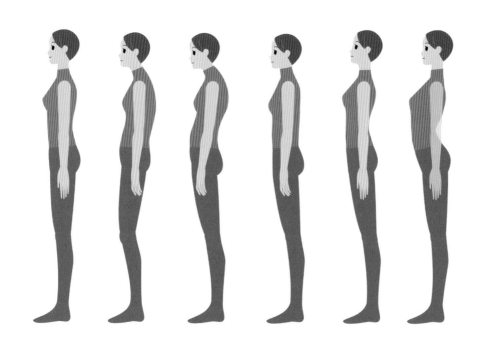

발레핏은 치유 효과가 있다

나날이 복잡해지는 사회구조와 과도한 업무 및 학업, 대인관계에서 오는 어려움 등으로 현대인들은 누구나 스트레스를 경험하고 살아가고 있다. 스트레스는 긍정적 스트레스(eustress)와 부정적 스트레스(distress)로 나눌 수 있다. 당장에는 부담되더라도 적절히 대응하여 자신의 삶이 더 나아질 수 있는 스트레스는 긍정적 스트레스이고, 자신의 대처나 적응에도 불구하고 지속되는 스트레스는 불안이나 우울 등의 증상을 일으킬 수 있는 부정적 스트레스라고 할 수 있다.

요즘 이런 스트레스를 컨트롤하지 못해 분노조절 장애를 겪는 사람도 증가하고 있다. 그러다보니 '인생은 한 번뿐이다.'를 뜻하는 욜로족(YOLO, You Only Live Once)이라는 현재의 행복을 소비하는 라이프스타일까지 생겼다. 심지어 스트레스를 벗어나고자 '대충 살자.'라는 말도 유행이 되고 있는데 현대인의 스트레스가 그만큼 심각하다는 걸 실감할 수 있다.

어찌 됐든 스트레스를 줄일 수 있는 방법은 존재한다. 운동을 통해서 스트레스도 풀고 다이어트 효과를 볼 수 있지만 운동하면서 왜 점점 더 나아지지 않고, 통증이 생기고 만성적으로 피로한지 의문이 생긴다. 매일매일 잠도 잘 자지 못하고 하루 종일 일하고 스트레스를 받으면서 퇴근 후에 무조건 고강도 운동만 한다면 피곤하지 않은 게 이상하지 않을까? 고강도 훈련은 장점도 있지만 가장 큰 문제점은 막대한 염증을 만들어 조직과 면역계에 과도한 스트레스를 준다는 것이다. 건강을 위해서는 운동강도의 분배를 80% 저강도, 20%의 고강도가 효과적이다. 그런데 요즘 사람들은 정반대로 하는 느낌이다.

스트레스를 다스리고 건강을 유지하기 위해 발레핏의 슬로 테라피 엑서사이즈부터 골고루 유산소와 근력운동을 권장한다. 특히 발레핏은 우아한 동작으로 내면을 표현할 수 있고, 몸과 마음을 함께 치유하여 자존감을 높여주며, 내면과 외면을 아름답게 충족시킬 수 있다.

발 레 와
발 레 핏 의
다 른 점

발레의 유래는 러시아일까? 아니면 프랑스일까? 사실 발레는 '춤을 추다.'라는 뜻의 이탈리아어 'ballare'가 어원으로, 이탈리아의 궁정연회에서 탄생했다. 이탈리아 메디치 가문의 카트린느가 프랑스 앙리 2세의 왕비가 되어 프랑스 궁정에 발레를 소개했고 이것이 전 유럽에 퍼지게 되었다. 이탈리아에서 탄생했지만 발레의 체계가 잡힌 곳은 프랑스여서 발레 용어가 프랑스어인 것이다.

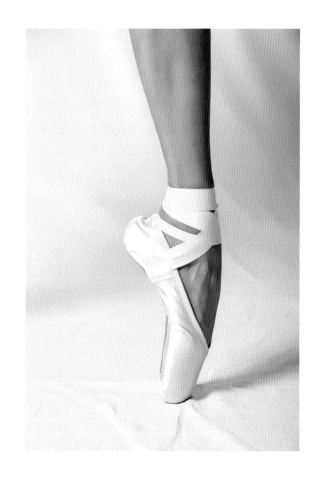

발레는 차츰 음악, 무대장치, 의상, 팬터마임 등을 갖추어서 특정한 주제의 이야기를 종합적으로 표현하는 무용으로 발전하게 되었다. 점차 시대 흐름에 맞게 단순한 스토리의 전개에서 벗어나 인간의 내면을 몸으로 표현해내는 '춤'이 되었다. 발레핏은 이러한 클래식 발레를 모티브로 하여 일반인이 운동으로 접근하기 쉽도록 발레의 단점을 보안하고 장점은 최대한 활용하여 만든 운동이다.

발레리나의 자세를 보면 한결같이 곧고 우아하다. 엄청난 잔근육과 가늘고 긴 보디라인은 웨이트 운동을 한 사람의 근육과 확연히 다르다. 다이어트로 운동을 하려는 여성은 대부분 근육을 키우는 운동보다는 근육을 가늘고 길게 만들어서 날씬하게 보이고 싶을 것이다.

그렇다면 발레의 장점은 무엇이고 단점은 무엇일까? 앞에서 언급한 골반을 턴 아웃 하는 동작이다. 발레에서 가장 중요한 턴 아웃 동작은 무리하면 몸의 정렬을 망가뜨릴 수 있기 때문에 자신의 골반 상태를 인지하며 발의 포지션을 진행하도록 한다. 안전하고 쉽게 따라 할 수 있는 기본 발 포지션을 우선 익혀보자. 턴 아웃을 인지한 채로 동작을 취한다면 고관절, 무릎, 발목에 무리 없이 즐길 수 있을 것이다.

보통 취미로 발레를 배울 경우 포인트 슈즈보다는 소프트 슈즈를 신고 하지만, 발레핏을 할 때에는 발바닥의 감각과 내 몸의 무게중심을 정확하게 인지하기 위해 슈즈를 신지 않고 맨발로 한다.

발레는 골반, 발등 외에도 신체 전반의 유연성이 있어야 해서 일반인이 깊이 익히기에는 여러 가지 제약이 따른다. 몸의 정렬법과 근육이 인지되어 있지 않을 경우, 열심히 시키는 대로 했어도 몸에 무리가 오거나 부상의 위험에 노출될 수 있다.

그러나 발레핏은 발목이 약해도, 허리가 아파도, 유연성이 없어도, 발레를 해본 경험이 전혀 없어도 할 수 있다. 발레의 가장 기본 동작인 '포드브라(port de bras)'와 '플리에(plié)'를 견갑대의 인지와 골반대의 인지를 위한 발레핏 동작으로 익혀보자.

발레의 발 포지션

■ 1번 포지션

양발이 일직선이 되도록 발끝을 180도로 벌려 선다.

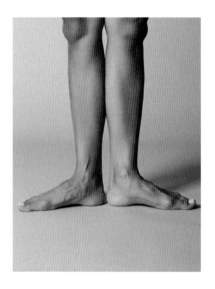

■ 2번 포지션

1번 포지션에서 양쪽 발뒤꿈치를 어깨 너비로 벌린다. 발끝의 각도는 180도를 유지한다.

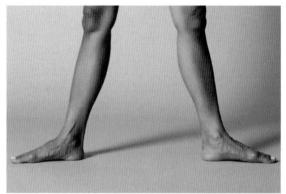

■ 3번 포지션

한쪽 발의 복숭아뼈 밑에 다른 쪽 발의 발뒤꿈치가 맞닿게 선다. 정통 발레에서는 잘 사용하지 않는 포지션이다.

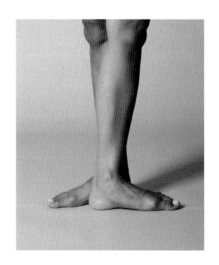

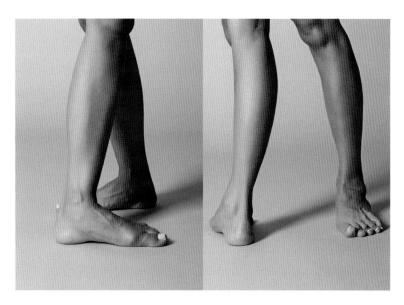

■ **4번 포지션**

발을 교차한 채로 앞발과 뒷발 사이에 한 발짝 정도 간격을 두고 앞뒤로 나란히 선다.
이때 앞뒤 발은 평행 상태를 유지한다.

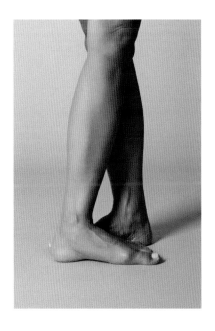

■ **5번 포지션**

한쪽 발끝과 다른 쪽 발뒤꿈치가 맞닿도록
완전히 교차하여 선다. 이때 발뒤꿈치가 들리
거나 무릎이 굽지 않도록 선다.

발레핏의 발 포지션

■ 6번 포지션

양다리와 발을 가지런히 모은다. 이때 종아리와 허벅지가 벌어지지 않게 허벅지 안쪽 근육과 엉덩이에 힘을 두고 선다.

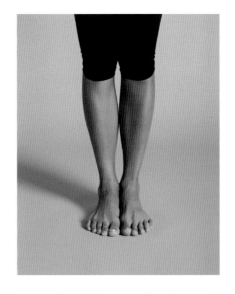

■ 와이드 6번 포지션

다리를 골반 너비로 벌려 골반, 무릎, 발끝이 정면을 향하도록 한다.

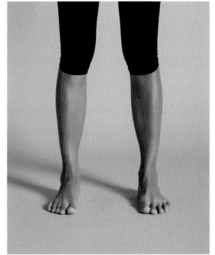

■ 더블 와이드 6번 포지션

다리를 어깨 너비로 벌려 골반, 무릎, 발끝이 정면을 향하도록 한다.

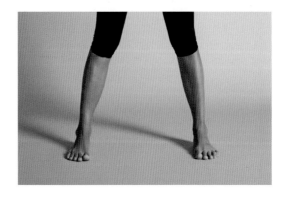

■ **1번 포지션**

│ **토업**
양 발끝을 들어 올린 뒤 중심을 발뒤꿈치에 싣는다.

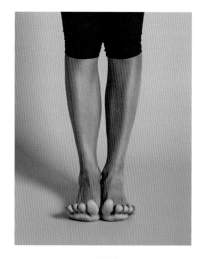

2 **턴 아웃**
엉덩이에 힘을 주고 발끝을 바깥쪽으로 벌려 턴 아웃한다. 이때 오른쪽과 왼쪽의 발끝 각도는 같아야 하며 다르다면 약한 쪽에 맞춘다. 일반적으로 45도가 정상 가동범위이며 45도보다 좁은 각도라면 고관절을 유연하게 할 필요가 있다.

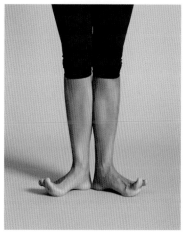

3 **1번 포지션**
토업과 턴 아웃을 통해 자신의 고관절 상태에 맞게 골반을 연 상태에서 새끼발가락부터 피아노 치듯 하나하나 내려놓는다. 이때 엄지발가락 또는 새끼발가락이 들리지 않게 주의하며 내측궁이 무너지지 않게 유지한다.

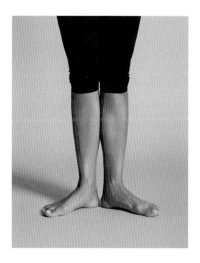

▪ 2번 포지션

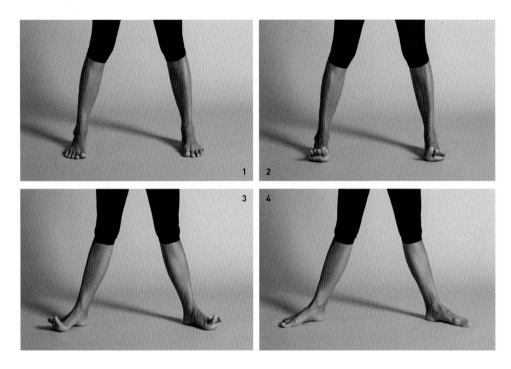

1 양 다리를 어깨 너비로 벌리고 더블 와이드 6번 포지션으로 선다.

2~4 양 발끝을 번쩍 들어 올려 바깥쪽으로 돌려 턴 아웃하여 새끼발가락부터 하나씩 내려놓는다.

▪ 4번 포지션

1번 포지션으로 선 뒤 한 발을 뻗어 발뒤꿈치가 몸의 중앙으로 오게 하여 선다. 이때 앞발과 뒷발 사이는 한 발짝 정도의 간격을 두며, 몸의 중심은 앞뒤로 치우치지 않고 발과 발 사이 중앙에 오도록 한다.

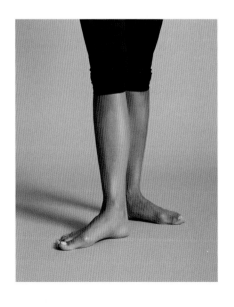

■ 와이드 4번 포지션

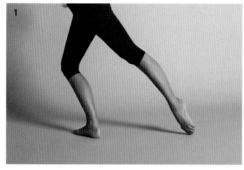 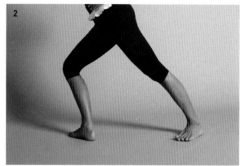

1 1번 포지션에서 무릎을 구부리고 한쪽 다리를 뒤로 뻗는다. 한쪽 다리를 구부리고 다른
   한쪽 다리를 뒤로 뻗어 스트레칭하여 포인한 동작을 L포즈 백이라고 한다.
2 L포즈 백 동작에서 골반이 틀어지지 않게 45도 정도 턴 아웃하여 발뒤꿈치를 내려놓는다.

■ 5번 포지션

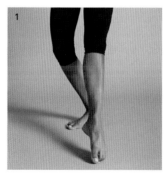 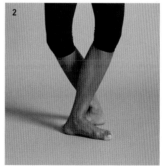 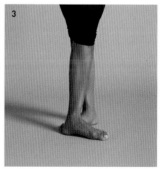

1 1번 포지션에서 무릎을 구부려 한쪽 다리를 앞으로 편 동작으로 L포즈 프런트라고 한다.
2~3 발뒤꿈치를 구부린 다리의 엄지발가락 쪽으로 놓은 뒤 무릎을 편다.

발레핏의

자세 교정

효과

혼자 운동하면 잘하지 못하는 이유는 여러 가지가 있겠지만, 자신이 지금 운동을 제대로 하고 있는지 불안해서 몇 분 하다가 포기하는 경우가 대부분이기 때문이다. 발레핏의 '4가지 원칙'을 이해하고 몸을 정렬하는 방법을 익혀 바른 자세를 유지하는 습관을 들이기 바란다. 무조건 따라 할 때보다 자신의 몸을 인지하며 운동했을 때 기대 이상의 운동 효과가 있다.

바른 자세를 위한 발레핏 원칙 1
어깨와 골반

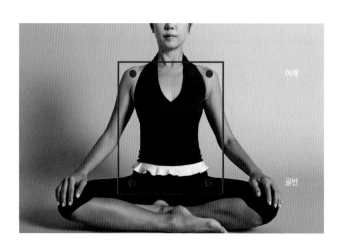

어깨와 골반을 스퀘어(square)라고 하며 몸을 정렬할 때 스퀘어는 같은 방향을 향하도록 한다. 어깨는 안으로 말리지 않도록 가슴을 편 뒤 견갑골을 함께 아래로 내려야 한다. 특히 스마트폰과 컴퓨터 사용으로 거북목과 굽은 등 증상을 갖고 있는 현대인들은 바른 자세를 갖추는 연습을 꾸준히 할 필요가 있다. 바른 자세를 위해서는 목이 바르게 정렬된 상태에서 최대한 어깨와 귀가 먼 상태를 유지해야 한다. 이때 아래턱을 살짝 당겨 들리지 않도록 한다.

골반은 좋은 자세와 균형을 위해 가장 중요한 부분이다. 골반 사용은 위로는 척추에, 아래로는 엉덩이, 다리, 발에 영향을 미친다. 골반의 올바른 사용 없이는 좋은 자세를 기대할 수 없다. 골반 위치는 정면에서나 측면에서 봤을 때 몸의 전체 라인과 일직선상에 놓이도록 한다. 골반의 균형을 잃게 되면 양다리의 길이가 달라져 몸의 균형이 무너지면서 척추가 휘어진다.

즉 골반은 좌우로 기울어지지 않고 앞뒤로도 밀리지 않으며 세워져 있어야 한다. 앉아 있을 때에는 양손을 엉덩이 아래로 넣어 움직였을 때 만져지는 뼈(좌골조면, ischial tuberosity)가 바닥과 수직이 되도록 정렬한다.

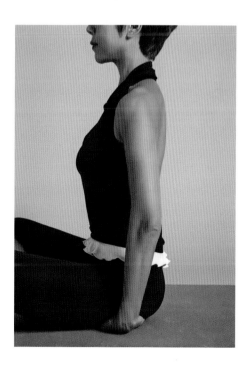

척추

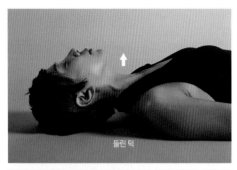

들린 턱

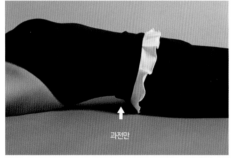

과전만

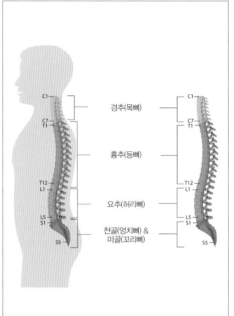

경추(목뼈)

흉추(등뼈)

요추(허리뼈)

천골(엉치뼈) &
미골(꼬리뼈)

척추(spine)는 몸의 기둥으로 가장 중요한 요소이다. 척추는 인체의 노화를 가장 잘 반영하는 부분 중 하나이며 건강한 척추는 젊음을 유지하는 비결이 된다. 골반을 바른 자세로 세우고 그 위에 척추를 바르고 길게 세워야 한다. 척추는 뒤에서 보면 좌우대칭의 축이 일직선이지만 옆에서 보면 'S자형' 곡선이다. 하지만 과도하게 S라인만 추구할 경우 허리통증이나 척추에 무리가 갈 수 있으니 올바른 척추의 정렬을 이해하는 것이 좋다.

하늘을 바라보고 누웠을 때 뒷목의 아치를 인지하며 바닥과 떨어져 있는 거리를 느껴보자. 이때 턱과 가슴이 가까운지, 턱이 들려 있는지도 체크해보자.

하늘을 바라보고 누웠을 때 허리도 목과 마찬가지로 커브를 이루고 있어 바닥과 떨어져 있다. 허리와 바닥의 거리를 인지하며 자신의 허리 곡선이 편안한 상태인지 불편한 상태인지를 우선 체크해보자.

무게중심

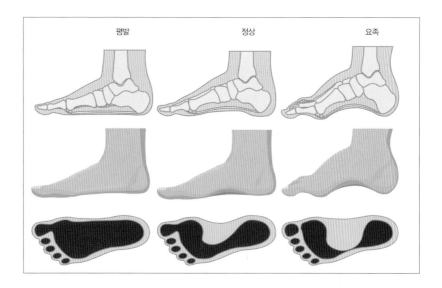

평발　　　　　　　정상　　　　　　　요족

　무게중심(balance)을 상체와 하체를 분리해서 본다면, 하체중심은 발바닥을 바닥에 밀착시켜 중심에 흔들림이 없어야 하며, 상체는 최대한 어깨를 내리고 위로 끌어올리는 상태를 유지해야 한다. 이러한 상태를 발레에서는 풀업(pull up)이라고 한다.

　앉아 있을 때에는 좌골이 바닥과 수직이 되도록 정렬하고, 한쪽 엉덩이로 중심이 치우치지 않도록 한다. 서 있을 때에는 체중을 받치고 있는 발바닥의 무게중심을 점검해보자. 이때 발바닥은 발뒤꿈치를 축으로 하고, 엄지발가락이나 새끼발가락 쪽으로 무게가 치우치지 않도록 한다. 발가락 다섯 개는 땅을 누르고 몸의 중심은 발가락 쪽도 뒤꿈치 쪽이 아닌 중앙에 위치하여 발의 아치가 무너지지 않도록 한다. 발바닥의 중심이 무너지면 결국 다리의 변형이 오게 된다.

호흡

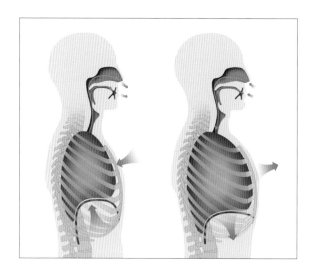

오늘 하루 몇 번 숨을 쉬었는지 아는가? 이상한 질문이라고 여겨질 정도로 우리는 무의식적으로 호흡(breathing)하며 살아왔다. 운동 효과를 최대로 배가시키려면 호흡법이 매우 중요하다. 호흡을 무시한 채로 운동하면 근육 생성을 방해하고 흉곽과 흉추의 움직임이 떨어져 신체 다른 부위의 근골격에 문제가 발생할 수 있다. 그래서 요가나 필라테스를 할 때에도 호흡을 중요하게 다루고 있다.

발레에서는 호흡법을 배우지 않지만, 발레핏에서는 호흡법을 익혀 풀업을 올바르게 유지시키고 코어를 강화시킨다. 코어 강화로 척추측만증을 예방할 수 있다. 발레핏에서 다루고 있는 '브레스핏' 호흡법은 흉식호흡과 횡경막호흡을 통해 바른 자세를 인지하는 동시에 코어 근육, 즉 복횡근, 척추 다열근, 횡경막, 골반기저근을 강화시킬 수 있다.

우선 횡경막호흡은 흔히 말하는 복식호흡으로, 낙하산처럼 생긴 근육으로 들숨에 수축하여 횡경막은 내려가면서 폐의 공간을 넓히고 반대로 날숨에는 이완되어 올라가면서 폐의 공간을 좁힌다. 갈비뼈호흡은 갈비뼈 사이에 늑간근이 주로 작용하는 흉곽호흡법이다. 목과 어깨의 근육을 과도하게 사용할 수 있기 때문에 자칫 잘못하면 나쁜 자세를 유발할 수도 있고 몸의 피로감도 빨리 올 수 있다.

발레를 배울 때 따로 호흡법을 배우지는 않았지만 항상 배꼽과 엉덩이에 힘주고 갈비뼈가 벌어지지 않도록 하라고 배웠다. 배에 힘주면 어깨에 힘이 들어가고 어깨에 힘을 빼면 배에도 힘이 빠져서 막연했던 풀업을 자연스레 이해할 수 있을 것이다. 이에 대해서는 자세 교정 파트에서 좀더 자세하게 익혀보도록 하자.

단순하게 살을 빼고 싶다면 집 근처에서 조깅, 걷기, 줄넘기를 해도 된다. 발레핏은 건강하게 살이 빠질 뿐 아니라 발레리나 같이 우아한 보디라인으로 바뀐다는 장점이 있다. 발레핏은 매스컴을 통해 폭풍 복부 감량법과 허벅지둘레 줄이는 방법으로 화제가 된 바 있다. 여성을 위한 다이어트 운동법으로 효과가 확실하다.

다이어트에 관심이 있다면 운동을 하지 않고도 생활습관의 변화만으로 살을 뺄 수 있다는 니트(NEAT) 다이어트에 대해 한 번쯤은 들어봤을 것이다. 니트는 'Non Exercise Activity Thermogenesis(비운동성 활동열 생성)'의 약자로서, 일상적으로 소모하는 에너지의 양을 늘려 체내 근육량과 기초대사량을 조금씩 증가시켜 살이 잘 빠지기 쉬운 몸으로 만든다는 의미이다.

발레핏도 그런 점에서 공통점이 있다. 발레핏에서 강조하는 바르게 앉기, 바르게 서기, 바르게 걷기만 일상생활에 적용해도 다이어트 효과를 톡톡히 볼 수 있다. 발레리나처럼 등줄기를 펴고 똑바로 서는 것은 꽤 힘이 들어서 그 자세를 유지하는 것만으로도 상당한 칼로리가 소비된다. 똑바로만 서도 우리 몸의 불필요한 지방을 연소시켜 다이어트 효과가 있고, 척추가 곧게 펴져서 보디라인이 예쁘게 잡혀 키가 커 보이는 효과가 있다.

발레의 기본 동작들을 응용한 발레핏 하체 동작은 허리나 무릎에 무리 없이 허벅지살도 빼고 탄력 있는 엉덩이와 단단한 복부를 만들 수 있다. 무엇보다도 올바른 플리에(무릎 펴기와 굽히기) 훈련을 반복하면 예쁘고 곧은 다리를 만드는 데 효과적이다. 안짱다리나 O자형 다리도 충분히 발레핏 프로그램을 통해 교정이 가능하다.

발레핏의 웨이트 방식은 여자나 어르신도 무리 없이 할 수 있으며 꼭 무거운 덤벨을 들어야 살을 뺄 수 있다는 고정관념에서 벗어나 즐겁게 운동을 즐길 수 있을 것이다. 하체뿐만 아니라 발레핏의 상체운동법은 발레의 포드브라를 일반인들이 쉽게 접근하여 발레리나처럼 가는 팔 라인, 부드러운 어깨 라인과 두툼한 등의 군살을 없애는 운동으로 최고의 효과를 볼 수 있다.

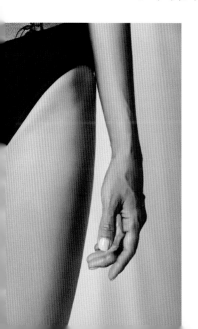

PART 1

발레핏 메디컬 피트니스
BalletFIT Medical Fitness

무리 없이 살도 빼고
바른 자세 찾기

발레
기본
동작

발레의 기본 상체 동작

발레의 포드브라는 상체의 움직임을 연결하는 동작을 말하며 주로 발레리나의 아름다움을 표현해주는 동작이다. 발레핏에서는 이런 상체 동작들을 거북목과 굽은 등을 회복하는 동작으로 재해석하였다. 어깨 통증이 있거나 자세가 많이 안 좋은 경우에는 발레의 기본 동작도 따라 하는 게 어려울 수 있다. 이때 발레핏의 동작을 먼저 익힌 뒤 발레의 포드브라를 하면 훨씬 따라 하기 쉽다.

■ 앙 바 En Bas

팔 동작의 준비 자세로 어깨와 골반(스퀘어)을 같은 방향으로 정렬하고 척추를 바르게 세운 상태에서 팔을 긴 곡선으로 둥글게 모은다. 어깨와 견갑골을 끌어내리고 이때 손등은 바닥을 향하고 팔꿈치를 살짝 들어 겨드랑이에 달걀 하나 크기의 공간을 유지한다.

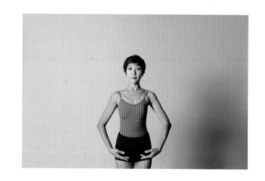

■ 앙 아방 En Avant

'앞쪽으로'라는 뜻으로 어깨와 견갑골을 내리고 앙 바를 취한 손을 명치 아래로 들어 올린다. 이때 팔꿈치는 바깥을 향하며 아래로 떨어지지 않도록 주의한다. 등이 판판하게 펴져야 하며 어깨가 따라 올라가지 않도록 주의한다.

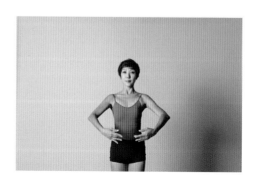

▪ 알 라 스콩드 A La Second

양팔을 어깨 너비로 벌린다. 곡선을 그리며 내려온다. 팔꿈치가 아래를 향하지 않도록 주의하며 최대한 긴 곡선을 유지한다.

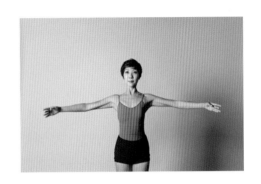

▪ 앙 오 En Haut

'높이'라는 뜻으로 양팔을 그대로 머리 위로 하여 긴 곡선을 유지한다. 이때 어깨가 올라가지 않게 하며 등이 굽지 않도록 주의한다.

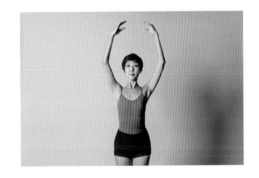

▪ 알롱제 Allonger

'늘리다'라는 뜻으로 곡선을 만든 알 라 스콩드 동작에서 겨드랑이와 팔꿈치를 양옆으로 늘린다. 이때 손끝이 곁눈질하지 않아도 보이는 위치까지 둔다.

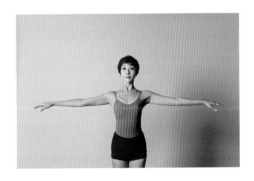

발레의 기본 하체 동작

발레의 기본 동작인 플리에는 '구부리다'라는 뜻으로 무릎을 구부리는 동작을 말한다. 무용수들이 더 큰 도약과 회전 동작 등 다양한 기술을 구사하기 위해 기본적으로 연습해야 하는 동작이다. 무엇보다 턴 아웃이라는 고관절을 외회전시키는 동작으로 발레의 모든 동작을 수행해야 하는데 일반인에겐 아무래도 고관절에 무리가 오고 발목과 무릎에 무리가 올 수밖에 없다. 무리 없이 안전하게 발레를 할 수 있도록 발레핏을 통해 발의 정렬과 골반의 정렬을 익혀서 올바르게 골반을 세우고 동작을 익혀보자.

▪ 포인

아킬레스건을 수축하며 발등을 길게 뻗는다. 이때 발가락에 너무 힘이 들어가지 않도록 주의한다. 클래식 발레에서는 포인 슈즈를 신기 위해서 발등의 아치가 중요하며 아름다운 다리 라인을 만들기 위해 발등을 늘리는 스트레칭도 한다.

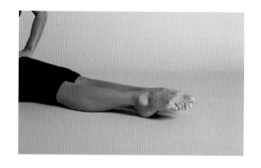

▪ 플랙스

발등을 몸 쪽으로 당기며 종아리와 아킬레스건을 길게 늘어 이완시킨다. 포인과 플랙스 동작을 하면 아킬레스건을 강화시키며 혈액순환에 좋아 발목과 종아리 라인을 가늘게 만드는 효과를 얻는다.

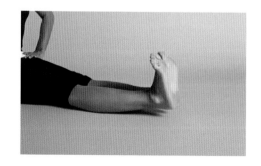

■ 플리에

1번 포지션 – 드미 플리에

1번 포지션으로 선 뒤 골반이 앞 또는 뒤로 기울어지지 않게 유지하며 무릎을 구부린다. 이때 무릎과 두 번째 발끝이 같은 선상에 있는지 체크하도록 하자.

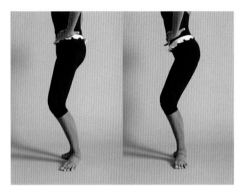

드미 플리에   잘못된 자세

caution

자신의 골반과 고관절 상태를 인지하지 못하고 동작만 따라 할 경우 고관절이 열리지 않은 상태에서 발끝만 바깥으로 벌리고 플리에를 할 수 있다. 무리하게 턴 아웃을 하고 플리에를 할 경우 고관절과 무릎과 발목에 무리가 온다.
자신의 고관절 상태에 맞는 턴 아웃을 시행하며 바닥을 지지하고 있는 발바닥 중심이 인지될 때까지 발레핏 발 포지션 정렬법으로 연습하자.

발레핏
쉽게 즐기는
방법

운동을 한꺼번에 하려고 하지 마라

다이어트도 마찬가지로 단번에 살을 빼려고 하루 종일 굶으면 요요현상으로 더 체중이 증가하고 딜레마에 빠진다. 3개월, 6개월, 1년 목표를 세워야 요요 없이 살을 뺄 수 있다. 우선 자신의 보디 컨디셔닝을 파악하고 운동 플랜을 짜도록 한다. 운동을 3개월 이상 꾸준히 해본 적이 없는 사람은 발레핏의 호흡법인 '브레스핏'을 익힌 뒤 발레핏 메디컬 피트니스의 기본 동작을 통해 자세 정렬법을 충분히 익히길 바란다. 어느 정도 호흡법과 기본 동작이 익숙해졌다면 발레핏 우먼스 피트니스 편의 보디라인 교정에 집중해보도록 하자. 아래서 지금 당장 살이 빠지겠나 싶어도 젖은 장작이 마를 때까지 기다린다는 마음으로 지쳐 있던 심신을 체크하면서 마음의 여유를 갖고 운동을 즐기도록 하자.

운동의 강도를 무조건 세게 하지 마라

발레핏과 관련해서 가끔 "이렇게 해서 운동이 될까요?"라는 질문을 받는다. 하지만 여러 번 뉴스에서도 화두가 되었던 고강도 운동의 문제점을 생각해보자. 땀이 많이 흘러야 살이 빠진다든지 운동 강도가 세야 살이 빠진다는 고정관념에 벗어나자. 운동을 하다가 중도하차하는 이들의 이유를 보면 자신의 체력이 좋아지기도 전에 지쳐서 포기하는 경우가 많았다. 발레핏은 무엇보다 '순환이 잘되는 몸'에 초점을 두고 있다. 즉 살이 잘 빠지는 몸으로 만드는 것이 제일 중요하다. 몸의 순환이 안 되고 정렬이 안 된 상태에서 스쿼트를 무한 반복하는 것보다 효율적이다.

발레핏에서는 리빙 보디(living-body), 즉 살아 있는 몸을 추구한다. 오랜 시간 가물어 굳어 있는 땅에 물을 붓는다고 금세 식물이 자라기 좋은 땅으로 돌아오지 않는다. 비옥하고 기름진 땅으로 만들려면 물을 한꺼번에 들이붓는 것이 아니라 적당히 물도 주고 땅도 일구고 퇴비도 뿌려주고 잘 섞이게 발효시킨 뒤 씨를 뿌리든 모종을 심어야 한다. 하물며 사람은 몸은 어떠할까? 운동을 하다가 쉰 기간만큼 우리는 우리의 몸에서 필요로 하는 것들을 제공해줘야 하는데 중간과정을 생략해버리고 빨리 싹트게 하고 싶어 한다. 운동을 오랜 시간 쉬어 몸이 굳을 대로 굳어버려 여기저기 아프다면 몸의 순환을 먼저 좋게 만드는 파트 3의 발레핏 테라피 엑서사이즈를 해보자.

일상생활에서 발레핏을 적용해라

앞에서도 언급했듯이 NEAT는 일상생활에서 사람들이 태우는 칼로리의 양을 말한다. 꼭 운동이 아니더라도 발레핏에서 배운 동작을 응용해서 배에 힘주고 서기, 걷기, 계단 오르기, 바르게 앉아 발 뒤꿈치 들기 등 기본 동작으로 일상생활에서 칼로리를 소비할 수 있다. 시간이 없어 따로 운동을 하지 못하더라도 사소한 습관을 바꾸는 것만으로 운동 효과를 볼 수 있다. 꾸준히 실행하다 보면 잘 못된 자세와 습관을 바꿀 수 있다.

살을 빼고 싶을수록 드러내라

발레핏을 할 때 어떤 옷을 입어야 하느냐는 질문을 많이 받는다. 발레할 때처럼 핑크 타이즈와 수영복처럼 생긴 레오타드를 반드시 입고 슈즈를 신고 해야 하는 건 아니다. 하지만 이왕이면 복장도 내가 만족할 수 있는 기준에서 최대한 예쁘게 입어야 운동하는 마음도 즐겁지 않을까?

하의는 반드시 발목이 보이는 레깅스를, 상의는 호흡할 때 사용되는 근육이 보이게 붙는 옷을 추천한다. 몸의 움직임을 인지하면 생각보다 운동 효과를 더 빨리 볼 수 있다. 좀더 호흡할 때 집중하며 정확한 코어 근육을 쓰려고 노력할 것이다.

과감히 표현해라

요가에서는 명상(meditation)이 중요하다면 발레핏에서는 표현이 중요하다. 음악에 맞춰 동작을 할 때 과감히 자신의 감정을 표현하길 바란다. 발레의 포드브라(상체 동작)는 밸런스나 테크닉 동작을 수행할 때 도와주는 역할도 있지만 무대 위에서 말을 대신하여 의사를 표현하는 역할을 한다.

그래서인지 발레핏을 지도하다 보면 가끔 자신의 감정을 손끝에 담아 표현하다가 눈물을 흘리는 사람도 있다. 그 모습을 보면 나까지 마음이 따뜻해진다. 이게 바로 발레핏의 매력인 것 같다. 희로애락의 감정에 충실해진다면 심리 상태를 표현하는 치유의 움직임 유도를 통해 몸과 마음이 편안해지는 것을 체험할 것이다.

발레핏에서는 특히 '우아하다'라는 단어가 가장 중요하다고 생각한다. 단순히 잘록한 허리에 애플 힙이라고 해서 우아함이 나오지는 않는다. 몸가짐과 마음가짐이 모두 충족되었다고 느껴지는 순간 우아함이 나온다.

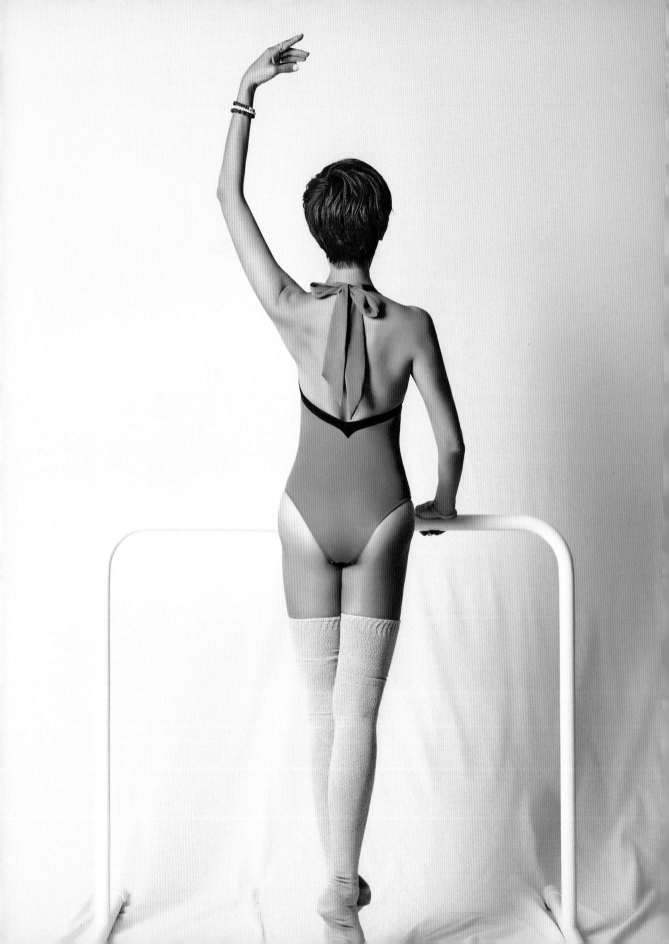

발레핏
바른 자세
교정 운동

발레핏은 여러 차례 방송을 통해 운동 8주 만에 허리둘레 24.5cm 감량이라는 엄청난 다이어트 효과를 알린 바 있다. 우선 발레핏의 '브레스핏'이라는 호흡법을 익히고 발레핏 자세 교정 동작들을 호흡법과 함께 하나하나씩 천천히 연습해보도록 하자.

올바른 몸의 정렬로 자세 교정의 효과를 볼 수 있으며 특히 무리 없이 보디라인 교정 효과도 얻을 수 있다. 본 운동 전에 유산소 운동을 병행하면서 발레핏의 기본 동작의 강도와 횟수를 조금씩 조절하면 체력 향상과 다이어트 효과를 기대할 수 있다.

브레스핏 호흡법

숨쉬기 운동으로 8주 만에 허리둘레 24.5cm 줄이기

　발레에서 풀업은 몸을 길게 신장시킴으로써 무게 중심의 위치를 높이고 보다 민첩하게 움직일 수 있는 상태를 의미한다. 아랫배에 항상 힘을 주고 갈비뼈를 모으며 흉곽호흡을 한다. 하지만 척추를 바르게 정렬하지 못하는 경우 풀업 동작이 어렵다. 호흡법 '브레스핏'을 익히면 풀업을 쉽게 이해할 수 있고 풀업을 유지하는 데 상당히 도움이 된다.

　브레스핏은 단계적인 호흡을 하나하나 익혀 근육의 이완과 수축을 인지하고 인위적인 방식으로 호흡을 컨트롤 한다. 일반적으로 코로 들이마시고 입으로 '후~' 하며 내쉬는 '자연호흡'과 인위적으로 호흡하는 '브레스핏'을 배워보자. 브레스핏 호흡법은 무리 없이 코어 근육(복횡근, 다열근, 횡경막, 괄약근)을 강화시켜 척추측만증을 예방할 수 있으며 특히 복부체지방 감소에 효과적이다.

1

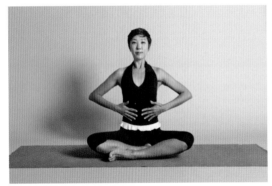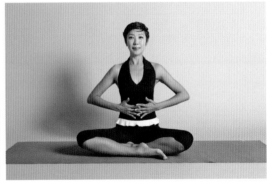

갈빗대에 손을 얹고 갈빗대가 양옆으로 팽창되도록 코로 깊게 호흡을 들이마신다.
내쉬는 호흡은 입으로 '후~' 하며 갈비뼈를 천천히 모아주며 자연호흡을 한다. (3~4회)

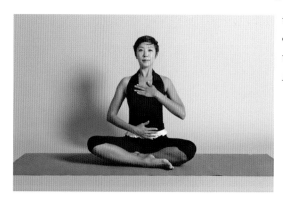

한 손은 가슴 위쪽에 한 손은 복부에 두고 들이마시는 호흡에 양손이 멀어지게 호흡을 들이마신 뒤 '후~' 하며 호흡을 내쉰다. 이때 복부가 팽창되며 내쉬는 호흡에 복부가 등 쪽으로 수축된다. (3~4회)

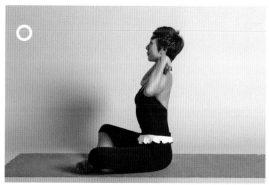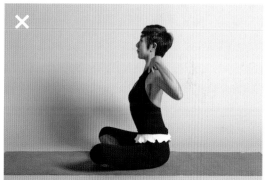

1, 2번 동작을 동시에 걸쳐 갈비뼈를 벌리고 옆구리를 마치 아코디언처럼 늘리면서 호흡을 코로 깊이 들이마신다(들숨). 이때 허리를 움직이지 않게 하며 최대한 가슴을 연다. 복부를 먼저 수축하고 어깨와 등을 끌어내려 귀와 어깨가 먼 상태를 유지한 뒤 치아 사이로 '스~' 소리를 내며 인위적으로 천천히 호흡을 내쉰다(날숨). 이때 팔꿈치가 사선 앞으로 밀어내듯 하여 셔츠의 두 번째 단추를 사선 위로 밀어내듯 하여 풀업을 유지한다.

caution

발레에서 말하는 풀업은 자칫 잘못하면 어깨가 많이 상기될 수 있다. 근육 하나하나 이완과 수축을 인지하면서(동작 1, 2) 복횡근이 먼저 수축하고 하부승모근을 끌어내린 뒤 호흡을 천천히 내쉰다(동작 3). 내쉬는 호흡에 '스~' 하며 풀업 상태가 유지될 때까지만 호흡을 최대한 길게 내쉰다.

플립 포드브라

거북목을 바르게

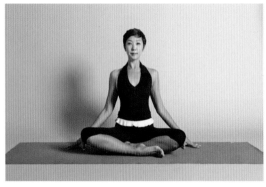

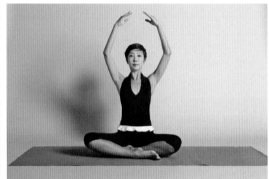

양손을 불가사리 모양으로 펴고 양옆으로 벌려 바닥을 짚어 척추를 바르게 세우고 앉는다.

들숨에 양손을 머리 위로 둥글게 들어 올리며 어깨가 올라가지 않게 주의한다.

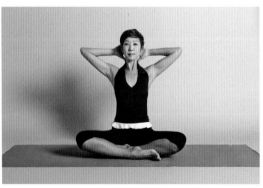

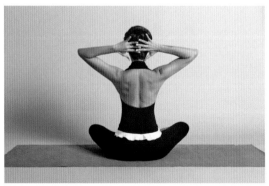

날숨에 팔꿈치를 구부려 양손을 머리 뒤로 오게 한 뒤 호흡을 들이마신다.

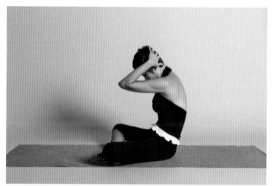 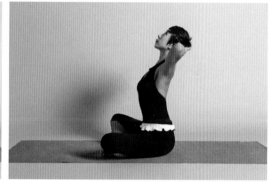

호흡은 날숨에, 시선은 배꼽을 바라보며 천천히 뒷목과 등을 이완하며 'C커브'를 만든다. 이때 팔꿈치는 모으며 머리 뒤를 가볍게 누르며 뒷목과 등을 이완하되 어깨에 힘을 빼고 과하게 움직이지 않는다.

들숨에 천천히 꼬리뼈가 바닥을 밀어내며 척추를 하나하나 세우고 뒤통수로 손바닥을 밀어내며 하늘을 바라본다. 뒷목의 아치를 인지한 뒤 등의 아치를 만들며 가슴을 활짝 연다. 이때 팔꿈치도 양옆으로 벌리며 허리가 과하게 꺾이지 않게 주의한다. 6~8회 자연호흡과 함께 반복 시행한다.

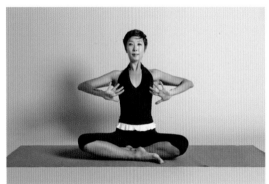 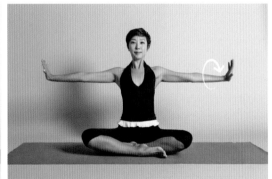

천천히 뒷목을 세워 정면을 바라보며 이때 귀와 어깨가 먼 상태를 유지한다. 불가사리처럼 쫙
편 양손을 귀 뒤로 쓸어내리며 가슴을 활짝 펴며 어깨를 최대한 끌어내리고, 손바닥으로 벽을
밀어내듯 저항하며 팔꿈치와 손목을 양옆으로 스트레칭하며 편다. 손끝이 천장을 향하도록 하
여 작은 원을 뒤로 그린다. 어깨를 끌어내리고 등 근육을 인지하면서 6~8회 작은 원을 그리며
동작을 시행한다.

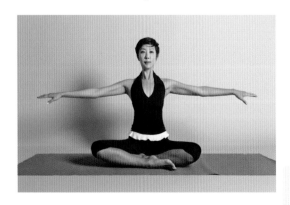

알롱제로 양팔을 길게 뻗어 스트레칭하고 처음 자세로 천천히
내려놓는다.

caution

플립 동작을 할 때에는 목이 앞으로 빠지지 않게 하며 내쉬는 호흡에 브
레스핏을 하여 척추를 정렬한다. 특히 턱이 들리지 않게 하여 목의 정렬이
바르게 되도록 인지하며 동작을 수행한다.

액션 포드브라

굽은 어깨와 등을 바르게

1

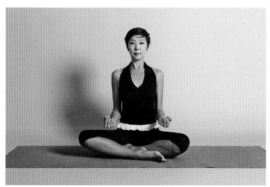

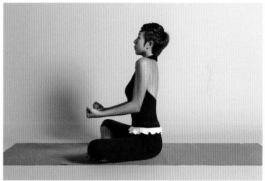

준비 자세는 태권도 하듯 팔꿈치를 구부려 'ㄴ'자로 한다. 들숨에 어깨를 최대한 위로 끌어올린 뒤 등을 끌어내리며 날개뼈를 모은다.

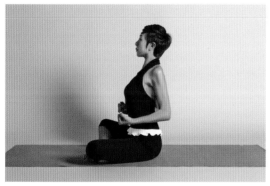

2

날숨에 겨드랑이를 꽉 조이며 팔꿈치가 몸통 옆선 중앙으로 오게 한다. 4~6회 정도 반복 시행한다.

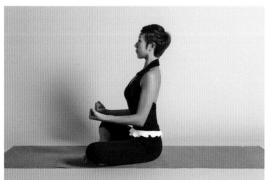

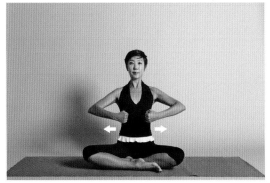
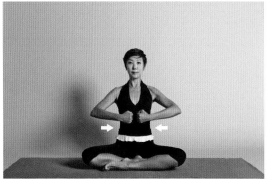

거드랑이와 팔꿈치를 옆으로 밀어내며 두 주먹을 명치 앞으로 둔다.
들숨에 거드랑이와 팔꿈치를 양옆으로 벌리고, 날숨에 두 주먹을 모은다.
이때 팔꿈치와 주먹이 일직선이 되도록 유지한다.

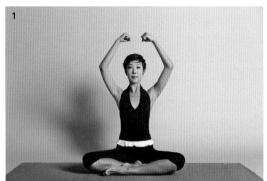
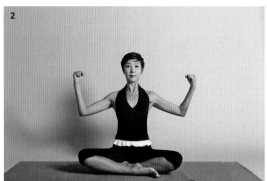

들숨에 양팔을 머리 위로 하여 팔꿈치를 들어 올린 뒤 날숨에 거드랑이와 팔꿈치를 무겁게
끌어내리며 팔꿈치를 'W'로 만든다. 이때 최대한 어깨와 등 근육을 아래로 끌어내린다.

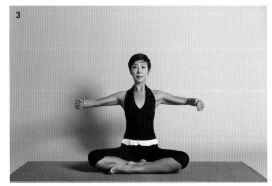

날숨에 등을 조인 상태에서 두 주먹이 도장을 찍듯 끌어내린
다. 이때 등과 어깨가 안으로 굽지 않게 주의한다.

caution

2~3 동작을 6회 정도 반복한다. 발레의 알라스콩드 동작에 많은 도움을
준다.

'ㄷ'자로 만든 양팔을 천천히 옆으로 밀어내서 손끝까지 길게 뻗어
스트레칭한 뒤 어깨와 등을 최대한 끌어내리며 양손을 내린다.

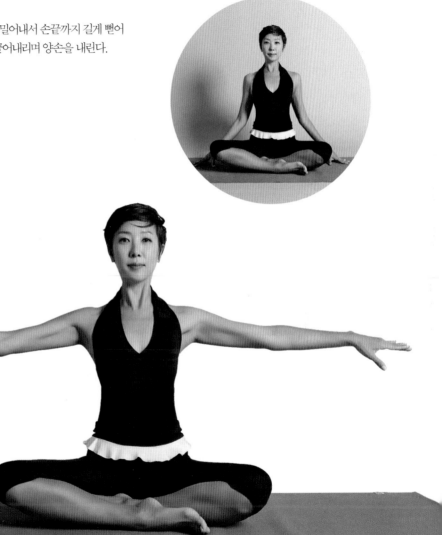

L 포즈 사이드 앤 밴드

틀어진 골반을 바르게

— 1 —

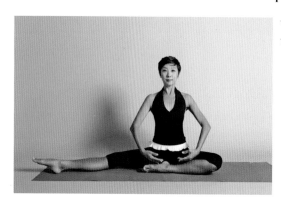

한쪽 다리는 스트레칭하고 한쪽 다리는 안으로 접어 앉는다. 이때 양손은 앙 바를 취하며 척추를 바르게 유지한다.

— 2 —

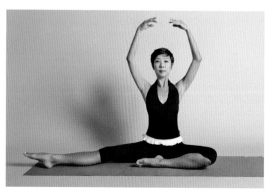 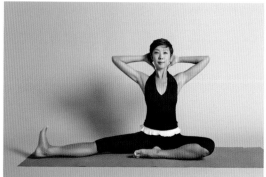

양팔을 앙 오를 취한 뒤 머리 뒤로 하고 발은 플렉스하여 고관절에 힘이 들어가게 한다.

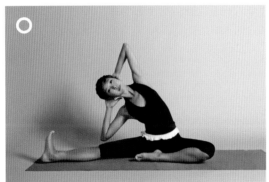

사이드 밴드 바른 자세

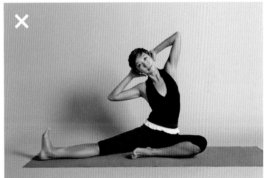

골반이 틀어진 자세

내쉬는 호흡에 늑골을 수축시켜 겨드랑이와 고관절이 가까워지게 한다.

caution

옆으로 많이 스트래칭하는 것보다 골반을 바르게 세운 상태에서 경추와 흉추를 유기적으로 움직이는 데 집중한다. 이 때 등이 굽거나 틀어지지 않도록 주의한다. 정수리로 가볍게 손바닥을 밀어내며 동작을 시행하고 브레스핏 호흡법을 하면 더 효과적이다.

L포즈 프런트 & 리프트

하체 순환 & 골반 세우기

1

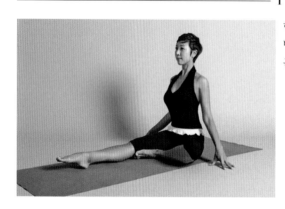

한쪽 다리는 안으로 접고 한쪽 다리는 스트레칭하여 앞으로 뻗는다. 이때 양손은 불가사리처럼 펴서 바닥을 짚고 척추를 곧게 세운다.

2

발등이 몸쪽에 가까워지게 플랙스한다.

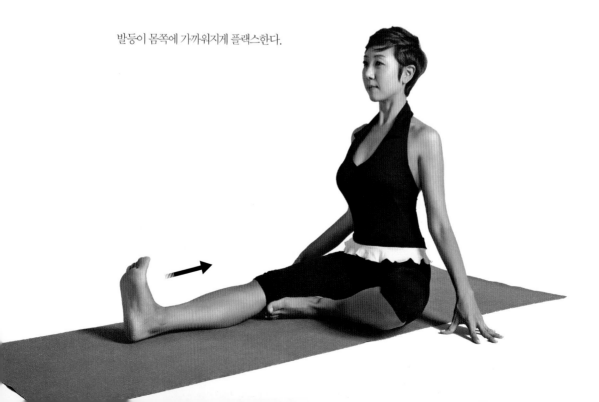

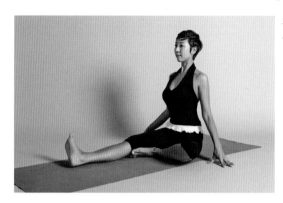

천천히 골반을 열어 턴 아웃하여 발끝이 바깥쪽으로 가도록 한다.

발뒤꿈치를 밀어내듯 바닥에서 천천히 들어 올린다. 이때 다리를 들어 올리는 것보다 밀어낸다고 생각하며 동작을 시행한다.

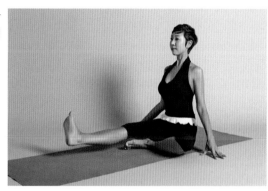

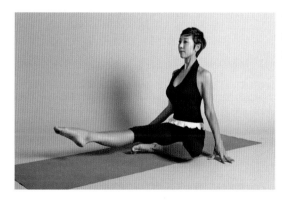

내쉬는 호흡에 천천히 포인하며 다리를 길게 뻗어 스트레칭한 뒤 내린다. 이때 다리를 많이 들어 올려 대퇴사두에 힘이 과하게 들어가지 않도록 한다.

S포즈 앤 사이드 밴드

골반을 바르게

1

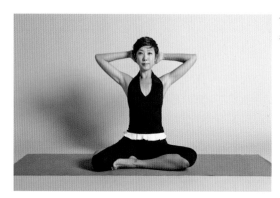

한쪽 다리는 안으로 구부리고 한쪽 다리는 바깥쪽으로 구부리고 앉는다. 이때 양손은 머리 뒤로 둔다.

2

날숨을 브레스핏 호흡법으로 하여 복부에 힘을 주고 겨드랑이를 조이듯 내려간다.

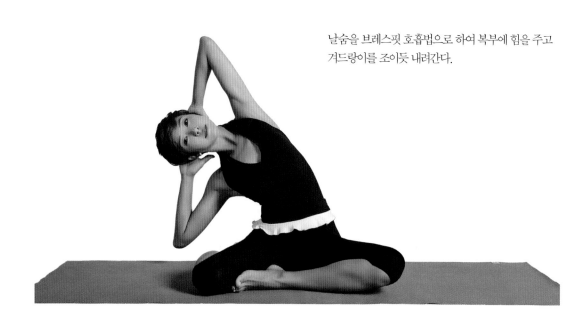

인 앤 아웃

요실금 예방 & 안티 에이징

1

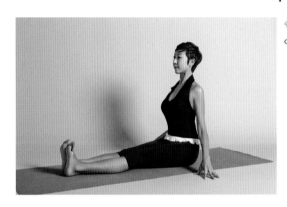

손은 불가사리처럼 펴서 바닥을 짚고 양다리는 가지런히 모아 앉는다. 이때 발끝은 플랙스한다.

2

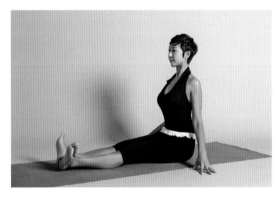

들이마시는 호흡에 고관절과 무릎과 발끝이 바깥으로 벌어지게 턴 아웃을 유지한다. 이때 괄약근을 조이고 허벅지 안쪽도 조여 다리가 벌어지지 않게 한다.

caution

괄약근은 브레스핏 호흡법을 할 때 쓰이는 코어 근육 중 하나이다. 평소 앉아 있을 때나 서있을 때에도 트레이닝할 수 있다.

펠빅 시프트 & 리프트

척추측만증 예방

1

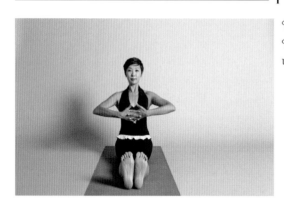

양다리를 쭉 펴고 발끝이 하늘을 향하게 하여 플랙스한 뒤 양손은 깍지를 껴서 팔꿈치를 양옆으로 벌려 명치 앞에 둔다.

2

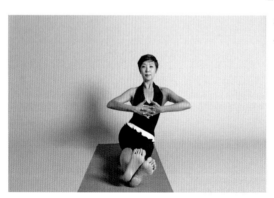

천천히 엉덩이 중심을 한쪽으로 이동하며 발뒤꿈치도 들어 올린다. 이때 들어 올린 다리 쪽 골반은 힘을 풀어준다.

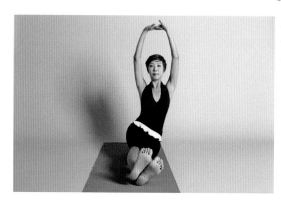

호흡을 들이마시며 기지개 켜듯 양손을 머리 위로 한다. 이때 중심이 이동된 쪽의 옆구리와 겨드랑이를 최대한 들어 올리고 유지한다.

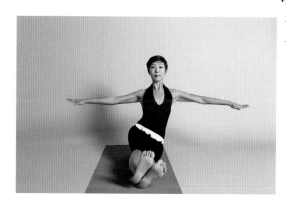

내쉬는 호흡에 깍지 낀 손을 양옆으로 길게 뻗어 알롱제로 끌어내린다.

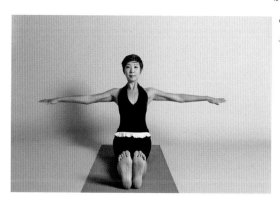

양손을 옆으로 길게 뻗어 밸런스를 유지하며 다시 제자리로 돌아온다.

caution

중심 이동 시 어깨가 올라가지 않게 주의하며 4~6회 반복한 뒤 다음 동작으로 연결하여 발뒤꿈치를 들지 않고 1~2번 동작을 중심 이동만 4~6회 반복한 뒤 3~5번 동작을 연결한다. 따라 하기 어렵다면 발뒤꿈치를 들지 않아도 좋다. 중심 이동을 과하게 하거나 들어 올린 다리 쪽 골반이 과하게 움직이면 오히려 척추에 무리가 올 수 있다. 중심 이동 시 어깨가 올라가지 않게 하며 4~6회 반복한 뒤 다음 동작으로 연결한다.

L포즈 백

허리 근육 강화

1

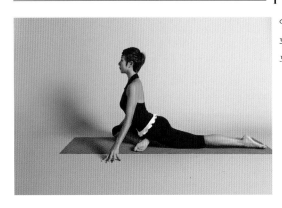

양손은 바닥을 집고 한쪽 다리는 안으로 접고 한쪽 다리는 뒤로 길게 뻗는다(L포즈 백). 무릎과 발끝이 같은 방향으로 두며 어깨와 골반이 틀어지지 않게 하여 정렬한다.

2

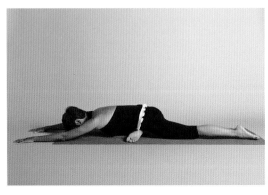
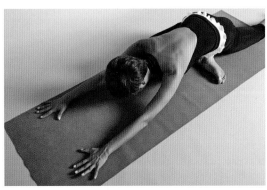

천천히 앞으로 상체를 숙여 스트레칭하여 뒤로 뻗은 허벅지 앞쪽(장요근)과 구부린 쪽 엉덩이와 허벅지 뒤(햄스트링)가 충분히 이완되게 한다. 이때 어깨와 등의 높이가 한쪽으로 기울어지지 않게 유지한다.

─────────────────── **3** ───────────────────

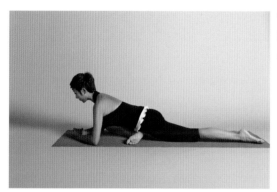

양팔을 삼각형으로 만들어 상체를 지지한다(트라이앵글 포
지션). 이때 귀와 어깨를 멀리 유지하고 내쉬는 호흡에 뒤로
스트레칭한 엉덩이 근육이 수축되도록 한다.

caution
허리가 아프거나 무리가 되는 경우 상체를 많이 세우기보다 트라
이앵글 포지션에서 브레스핏 호흡을 하며 코어에 집중한다.

─────────────────── **4** ───────────────────

상체를 세워 처음 포지션으로 한 뒤 어깨와 등을 끌어내리고
내쉬는 호흡에 복부와 엉덩이에 힘을 준다.

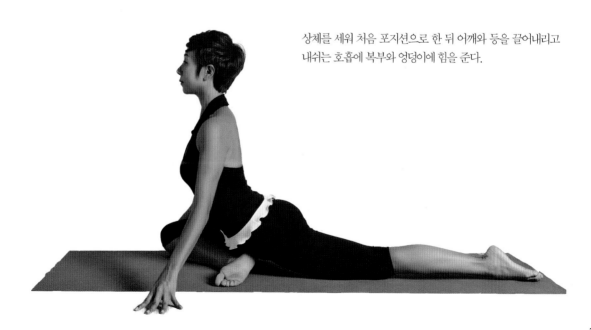

(하이톱) 다이아몬드 프레스 & 코브라

등 근육 강화

다이아몬드 프레스

1	2

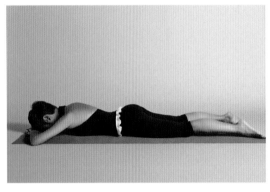 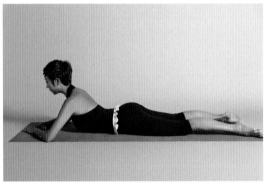

양팔과 손을 다이아몬드처럼 만들고 양다리는 골반 너비로 벌려 엎드린다.

정수리부터 들어 올려 바닥과 가슴이 멀어지게 한다. 손바닥과 팔꿈치를 누르며 브레스핏하며 호흡을 내쉰다.

하이톱 다이아몬드 프레스 (코브라)

1

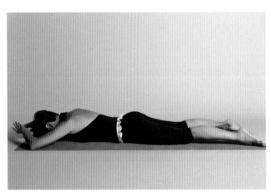

다이아몬드 모양으로 만든 손을 머리 위로 하여 엄지손가락이 정수리에 닿게 한다.

caution

엎드린 준비 자세에서 등이 굽거나 목이 꺾이지 않게 편하게 두어야 하며 다이아몬드 프레스로 하부승모근을 충분히 강화시킨 뒤 다음 동작을 진행하며 어깨와 허리에 무리가 가지 않도록 주의한다.

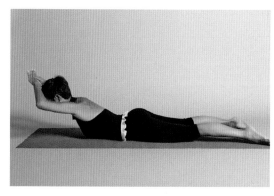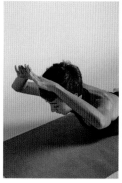

정수리로 엄지손가락을 밀어내며 가슴을 천천히 들어 올린다. 이때 어깨가 올라가지 않도록 주의하며 브레스핏을 하며 밸런스를 잡는다.

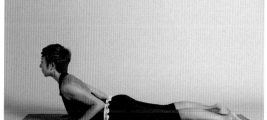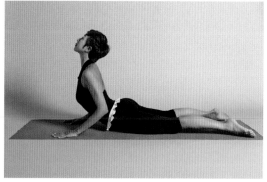

내쉬는 호흡에 팔꿈치를 몸통 옆선 쪽으로 끌어내며 겨드랑이가 벌어지지 않게 양손으로 바닥을 집고 천천히 천장을 바라보며 가슴을 열고 팔을 펴며 코브라동작으로 연결한다. 이때 어깨가 올라가지 않는 범위까지만 팔을 편 뒤 골반이 과하게 들리기 않게 하며 천천히 상체를 내린다.

펠빅 클락 & 브리지

무리 없이 코어 강화

1

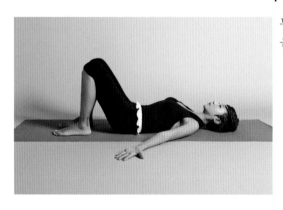

무릎과 발뒤꿈치가 일직선이 되도록 양 무릎을 세우고 양손을 사선 아래로 두고 눕는다.

2

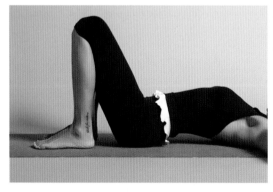

호흡을 들이쉬며 꼬리뼈가 지면을 향하도록 하여 허리의 아치를 만든 뒤 내쉬는 호흡에 꼬리뼈가 말리고 등허리는 바닥을 지그시 누른다.

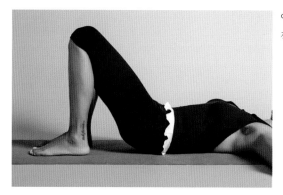

이 동작을 펠빅 클락이라고 한다. 6~8회 반복하는데 이때 어깨에 힘이 들어가지 않게 주의한다.

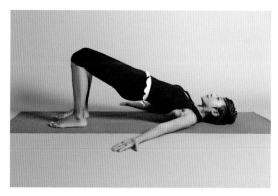

펠빅 클락을 4~6회 시행한 뒤 내쉬는 호흡에 등허리를 지면에 누르며 꼬리뼈부터 엉덩이와 골반을 들어 올린다. 무릎과 가슴이 사선으로 일직선을 유지하여 엉덩이가 아래로 처지지 않도록 한다.

caution

브리지 동작 시 무릎과 발뒤꿈치가 수직이 유지되지 않으면 햄스트링에 무리가 올 수 있으니 주의한다.

천천히 골반대를 유지하며 발뒤꿈치를 들어 올린다.
이때 엄지발가락에 힘을 주며 중심이 새끼발가락 쪽으로 치우치거나 무릎이 벌어지지 않게 주의한다.

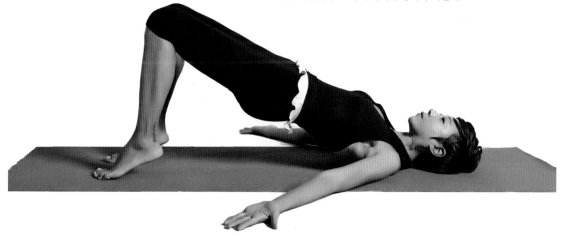

롱드장

고관절 강화

1

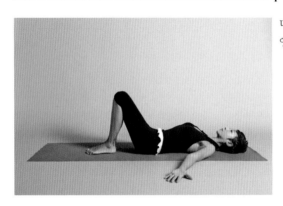

다리를 가지런히 모은 상태에서 양 무릎을 세우고 눕는다.
양팔은 사선 아래로 둔다.

2

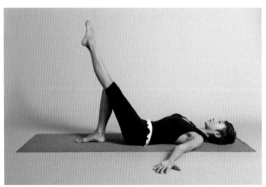

한쪽 다리를 무릎 높이만큼 포인하여 스트레칭한다.

─────────── **3** ───────────

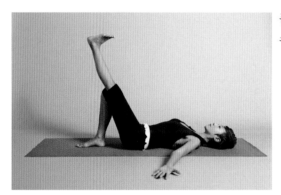

플랙스 동작을 한 뒤 호흡을 들이마시고 내쉬는 호흡에 브레스핏하며 포인 동작을 하여 고관절에 힘을 준다.

─────────── **4** ───────────

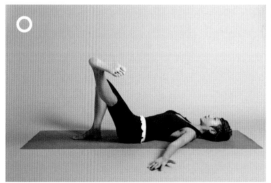

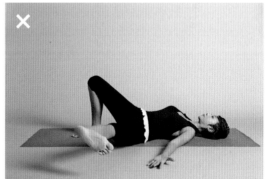

틀어진 자세

발뒤꿈치로 천천히 바깥쪽으로 밀어내듯 반원을 그리며 포인하며 마무리한다.

caution

롱 드 장브(rond de jambe)는 한쪽 다리로 원을 그리는 발레 동작이다. 고관절이 타이트한 일반인은 이 동작을 따라 하기 쉽지 않다. 특히 누워서 롱드장 동작시 양쪽 견갑대와 골반대가 바닥을 지지하고 버티도록 하며 한쪽으로 기울어지지 않게 주의한다.

트라이앵글 포지션 & 싱글 레그 리프트

척추 및 코어 강화

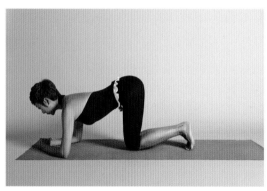
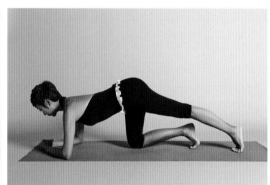

1

2

어깨와 팔꿈치가 수직이 되게 하여 삼각형을 만들고 다리는   한쪽 다리를 뒤로 길게 뻗는다.
가지런히 모아 고관절과 무릎이 수직이 되게 한다.

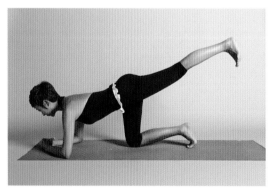
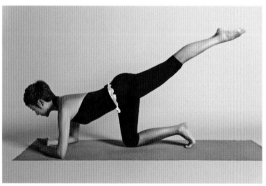

3

천천히 다리를 들어 올린 뒤 내쉬는 호흡에 포인하며 다리를 길게 스트레칭한다.
이때 정수리에서 발끝이 긴 사선이 되도록 유지한다.

플랭크

복근 및 전신 근력 강화

───── 1 ─────

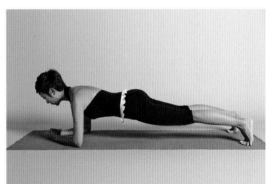

───── 2 ─────

어깨와 팔꿈치가 수직이 되게 하여 트라이앵글 포지션으로 준비 자세를 한다. 삼각형을 만들고 다리는 가지런히 모아 고관절과 무릎이 수직이 되게 한다. 동작을 진행하기 전에 브레스핏 호흡법으로 몸을 정렬하고 코어에 집중한다.

한 발씩 뒤로 뻗어 견갑대와 골반대가 무너지지 않게 유지한다.

───── 3 ─────

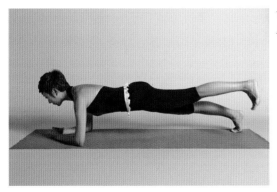

한 발을 천천히 들어 올리며 자세를 유지한다. 오른쪽과 왼쪽을 번갈아가며 진행한다.

caution

기본 동작이 정확히 시행되지 않은 상태에서는 플랭크의 변형 동작을 무리하게 따라 하지 않는다. 특히 버티는 동작일수록 브레스핏 호흡법으로 코어 트레이닝을 극대화할 수 있다.

토업앤다운

평발 교정

— 1 —

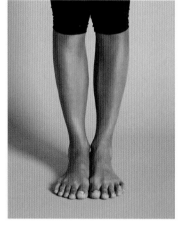

— 2 —

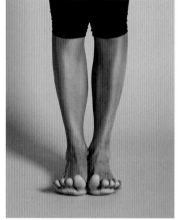

양발을 가지런히 모아 6번 포지션으로
선다.

양 발끝을 번쩍 들어 올린다. 중심이 살
짝 뒤로 이동되며 허벅지 안쪽과 엉덩이
를 조이며 서야 한다.

— 3 —

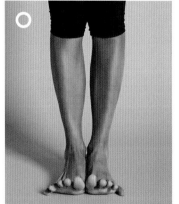

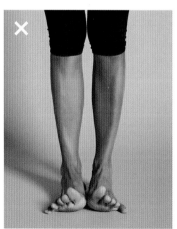

천천히 새끼발가락부터 피아노 치듯 내려놓는다. 이때 발목이 벌어지지 않게
유지하는 것이 중요하다.

64

6번 플리에 & 1번 플리에

O다리 교정

6번 플리에

— 1 —

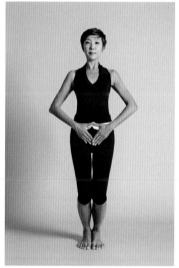

— 2 —

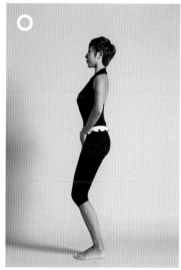

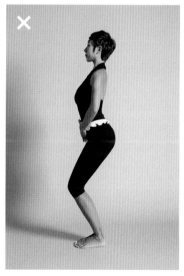

다리를 가지런히 모으고 6번 포지션으로 서며 손은 역삼각형을 만들어 치골에 둔다.

내쉬는 호흡에 천천히 무릎을 구부리며 플리에를 한다. 발바닥이 지면을 저항하며 허벅지 안쪽과 엉덩이에 힘을 주며 선다.

1번 플리에

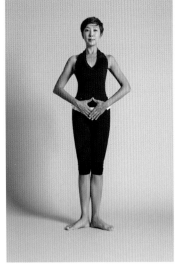 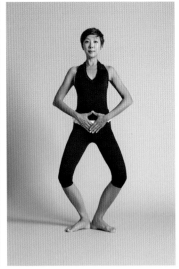

턴 아웃하여 1번 포지션으로 서며 손은 역삼각형을 만들어 차골에 둔다.

내쉬는 호흡에 천천히 무릎을 구부리며 플리에를 한다. 골반은 중립을 유지하고 무릎과 두 번째 발끝의 방향이 같도록 정렬을 유지한다. 발바닥으로 바닥을 밀어내며 천천히 허벅지 안쪽과 엉덩이를 수축하며 무릎을 펴서 처음 자세로 돌아간다.

caution

플리에는 무릎을 굽히는 발레 동작이다. 발꿈치를 붙이고 발끝을 바깥쪽으로 벌려 180도로 턴 아웃하는 게 기본이다. 6번 포지션에서 골반대를 중립으로 세우는 것을 먼저 인지하며 트레이닝한 뒤 턴 아웃하여 1번 포지션으로 플리에 동작을 하여 둔근과 내전근을 강화할 수 있다.

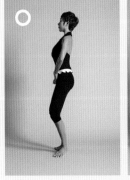 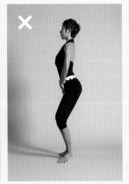

2번 플리에 & 를르베

탄력 있는 하체

2번 플리에

1

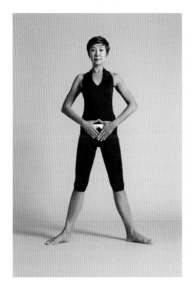

2

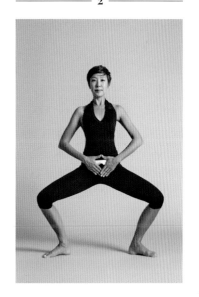

준비 자세는 어깨 너비만큼 벌려 턴 아웃한 뒤 2번 포지션으로 서서 손은 치골에 둔다.

내쉬는 호흡에 천천히 무릎을 구부리며 플리에를 한다. 골반은 중립을 유지하고 무릎과 두 번째 발끝의 방향이 같도록 정렬을 유지한다. 골반이 앞뒤로 기울어지지 않게 하며 무릎을 구부린다. 발바닥으로 바닥을 저항하듯 밀어내며 천천히 허벅지 안쪽과 엉덩이를 수축하며 무릎을 펴서 처음 자세로 돌아간다.

를르베

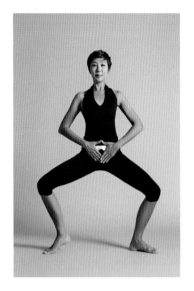

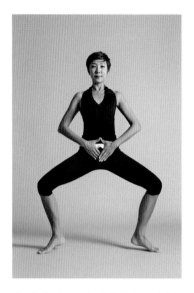

2번 플리에를 6~8회 반복 시행한 뒤 한쪽 발뒤꿈치를 천천히 들어 올리는 를르베 동작을 한다. 발뒤꿈치를 올린다는 느낌보다 엄지발가락에 힘을 주고 누르며 호흡을 하면서 밸런스를 유지한다. 반대편도 같은 방식으로 반복 시행한다.

한 발씩 를르베를 반복하여 엄지발가락을 인지하였다면 이번엔 양쪽 발뒤꿈치를 들어 올려 를르베하여 호흡을 하면서 밸런스를 유지한다.

caution

를르베(relevé)는 발끝으로 서는 발레 동작으로 발등의 유연성을 기를 수 있다. 발레의 를르베 동작은 발뒤꿈치를 들어 올릴 때 발등을 최대한 밀어낸다면, 발레핏의 를르베 동작은 지면을 지렛대처럼 밀어내며 엄지발가락을 의식하며 힘주는 데 집중한다.

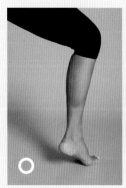
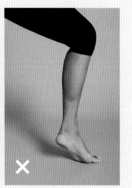

턴듀 & 워킹

걸음걸이 교정

1

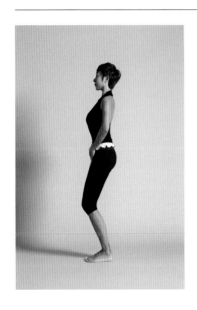

다리를 가지런히 모아 6번 포지션으로 서고 손은 치골에 둔다. 천천히 무릎을 구부려 플리에를 한다. 손을 골반대나 치골에 두고 연습한 뒤 플립 포드브라 동작을 연결하여 시행해도 좋다.

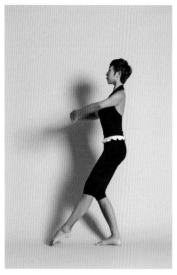 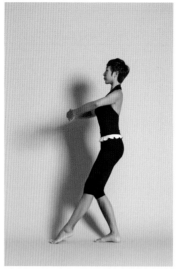

팔은 아나방 포즈로 하여 플리에한 뒤 한 쪽 다리를 길게 뻗어 포인한다. 내쉬는 호흡에 다섯 발가락이 지면을 누르는 데미 포인을 한다. 이때 아킬레스건을 수축하고 무릎을 곧게 편 상태에서 엄지발가락이 도장을 찍는 듯한 느낌으로 지면을 누른다. 내쉬는 호흡에 다섯 발가락이 지면을 누르는 데미 포인을 한다. 이때 아킬레스건을 수축하고 무릎을 곧게 편 상태에서 엄지발가락이 도장을 찍는 듯한 느낌으로 지면을 누른다.

caution

발레의 바뜨망 땅뒤 동작을 응용하였다. 땅뒤는 '팽팽히 긴장된'이란 뜻이다. 발레핏의 턴듀 동작은 걸음걸이를 개선하는 효과가 있다.

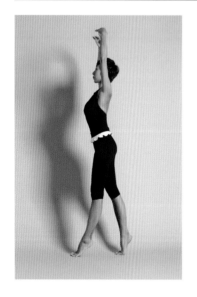

1~2번 동작을 반복한 뒤 무릎을 펴고 양다리를 스트레칭하며 양손은 앙오 포즈를 한다. 이때 중심은 가운데에 두어 밸런스를 유지한다.

caution

힐을 신었다고 생각하며 워킹을 하되 발뒤꿈치를 많이 들지 않아도 좋다. 특히 발뒤꿈치를 들어 올릴 엄지발가락에 힘을 주고 서며 발목이 흔들거리지 않게 주의한다.

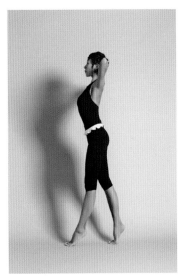 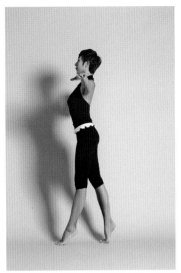 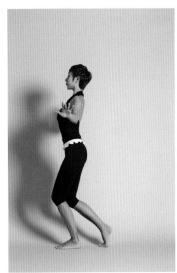

발라스한 상태에서 플립 포드브라 동작을 연결한다.
천천히 중심을 앞다리에 이동하며 팔을 내린다.
다시 다리를 모아 처음 포지션 동작으로 연결하여 워킹 동작을 계속 연결한다.

PART 2

발레핏 우먼스 피트니스
BalletFIT Woman's Fitness

여자들의 워너비 몸매 만들기

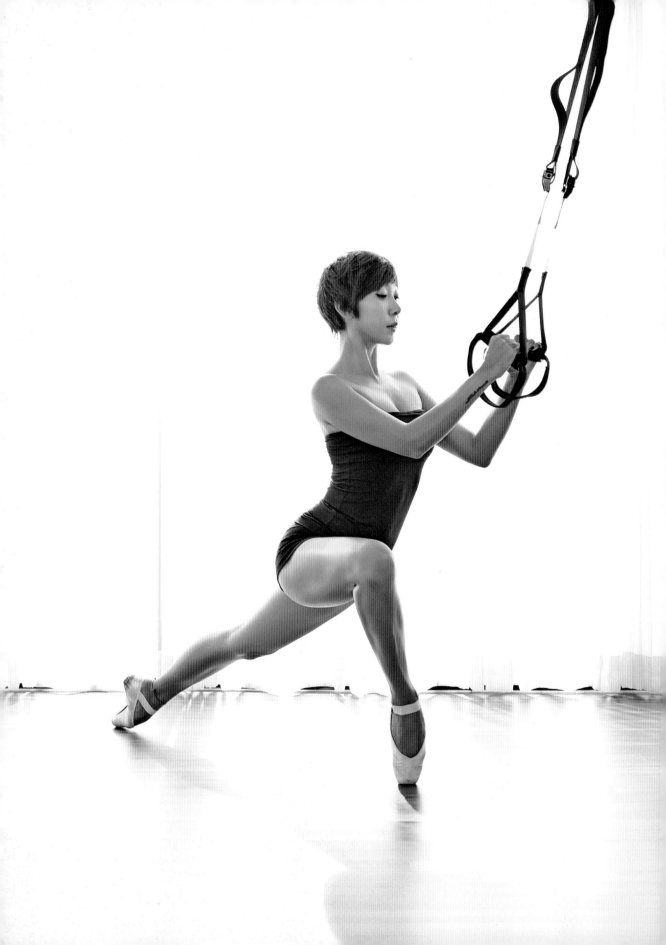

발레핏
보디라인
교정 운동

운동하는 여자가 아름답다고 요즘에는 여성들이 웨이트 운동을 하는 모습
이 익숙하다. 예전에는 웨이트 운동이라고 하면 보디빌더를 떠올리거나 주
로 남자들이 몸을 키우거나 만드는 운동으로 오해하는 경우가 많았다. 그
런 인식 때문에 다이어트를 위해 찾아온 여성과 상담을 하다 보면 대부분 웨
이트 트레이닝으로 허벅지가 발달되어 두꺼워질까 봐 걱정했다.

발레핏은 근육 크기가 아닌 모양에 집중하여 여성들이 선호하는 보디라인
을 만드는 '우먼스 트레이닝'에 가장 적합하다. 파트 2에서는 6주 후 허벅지
둘레 8cm 감량으로 화제가 되었던 운동법과 함께 발레리나처럼 가늘고 우
아한 보디라인에 탄력까지 얻을 수 있는 우먼스 트레이닝으로 가장 인기 있
는 발레핏의 웨이트 운동법을 소개한다.

스완

우아한 목선

1

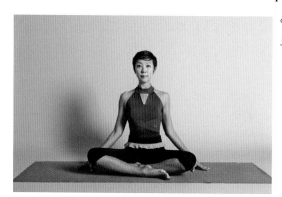

양손은 불가사리처럼 쫙 펴서 바닥을 집고 어깨와 골반을 바르게 하여 정면을 바라보고 앉는다.

2

들숨에 가운데 손끝을 길게 옆으로
밀어내면서 귀 옆에 가까이 들어 올린다.
이때 시선도 천천히 위를 바라보며
어깨에 힘이 들어가지 않게 주의한다.
최대한 가슴을 열어 하늘을 바라보는
느낌으로 한다.

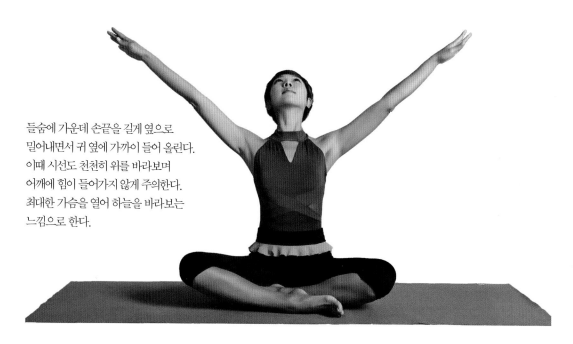

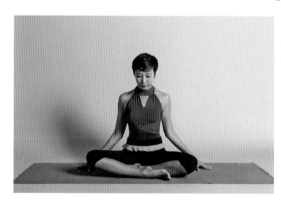

날숨에 팔꿈치부터 구부려 어깨에 힘을 빼고 가운데 손끝으로 공기를 끌어내리듯 하여 바닥을 짚는다. 이때 시선은 아래 배꼽을 바라보며 뒷목을 길게 이완시킨다.

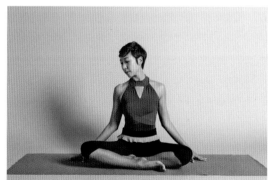 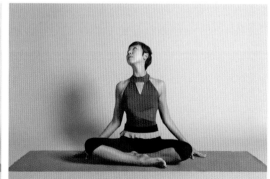

2~3번 동작을 자연호흡과 천천히 6~8회 시행한 뒤 크게 오른쪽과 왼쪽으로 목을 회전시킨다.

웨이트 스완

가는 쇄골과 어깨 라인

1

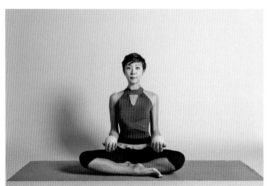 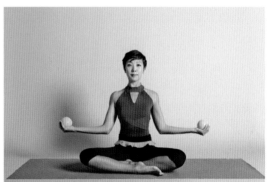

준비 자세는 양손에 물병 또는 덤벨을 들고 태권도 하듯 팔은 가지런히 모은다. 양손을 옆으로
벌리며(들숨) 가슴을 열고 날개뼈를 모은다(날숨). 연속 동작을 6~8회 시행한다. 이때 골반이
움직여 허리가 과신전되지 않도록 한다.

2

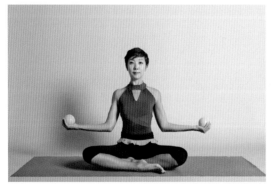 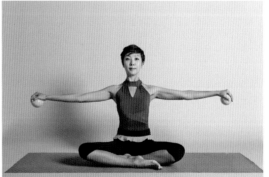

겨드랑이와 팔꿈치를 양옆으로 밀어내어 알롱제 동작으로 쫙 편 뒤(들숨) 다시 겨드랑이와 팔
꿈치를 몸통 쪽으로 조인다(날숨). 연속 동작을 6~8회 시행한다. 이때 겨드랑이를 조이는 느낌
으로 한다.

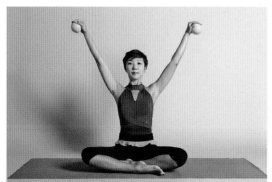 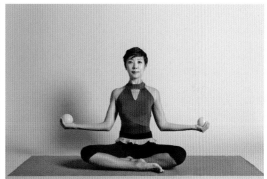

알롱제로 뻗은 양팔을 V자로 들어 올린다(들숨). 겨드랑이와 팔꿈치를 몸통 쪽으로 조인다(날숨).
연속 동작을 6~8회 시행한다.

웨이트 포드브라

가늘고 긴 팔 라인

---1---

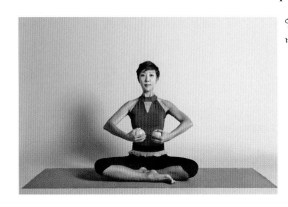

양손에 물병 또는 덤벨을 들고 가슴 앞으로 들어 올려 앙 아
방 포즈를 한다.

---2---

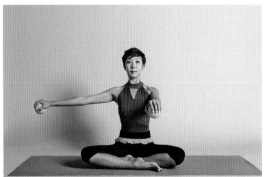

한 손은 가슴 앞으로 펴고 한 손은 옆으로 편다.

---3---

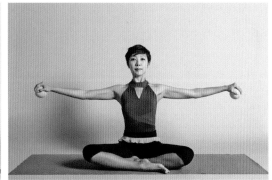

내쉬는 호흡에 앞으로 뻗은 팔을 옆으로 길게 뻗어 알롱제 포
즈를 취한 뒤 다시 처음 앙 아방 포즈로 돌아온다. 앙 아방
포즈로 모을 때에는 코어에 힘을 주어 몸통이 흔들리지 않게
하며 6~8회 호흡과 함께 반복한다.

웨이트 액션 포드브라

슬림한 팔뚝 라인

1

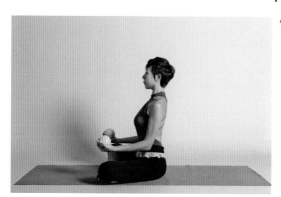

양손에 물병을 들고 태권도 자세로 준비 자세를 한다.

2

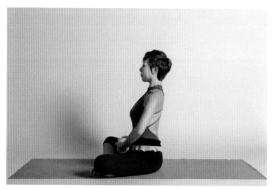

들숨에 겨드랑이와 팔꿈치를 양옆으로 밀어낸다. 날숨에 겨드랑이를 조이며 태권도 자세로 돌아온다. 6~8회 반복한다.

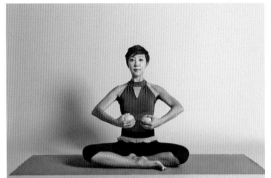

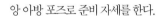

앙 아방 포즈로 준비 자세를 한다.

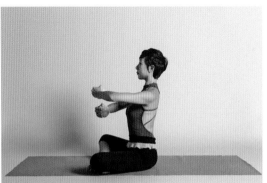

양손을 크로스한다. 이때 팔꿈치와 주먹이 수평을 유지하도록 주의한다.

양손을 크로스하며 겨드랑이에서부터 팔꿈치를 들어 올린 뒤 다시 가슴 앞으로 양손을 크로스하며 내린다(6~8회).

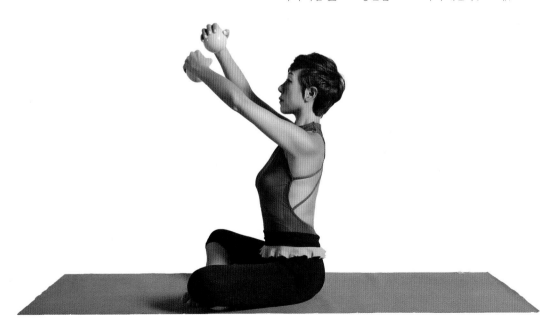

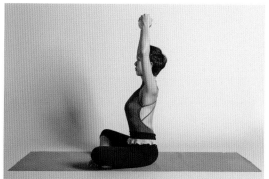

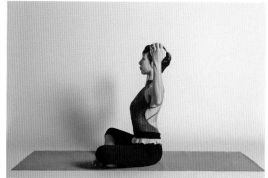

들숨에 양손을 머리 위에 둔 앙 오 포즈에서 준비 자세를 한다.

날숨에 양 팔꿈치를 천천히 끌어내려 W포즈를 한다. 이때 최대한 등 근육을 아래로 끌어내리며 6~8회 반복한다.

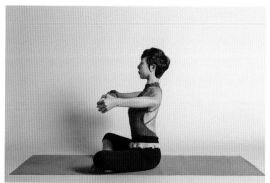

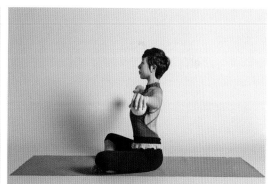

들숨에 등 근육을 끌어내린다. 날숨에 두 주먹을 지그시 누르듯 끌어내린다. 이때 주먹과 팔꿈치는 같은 높이를 유지한다. 6~8회 반복한다.

'ㄷ'자를 유지하며 천천히 양손을 옆으로 스트레칭하며 길게 뻗는다.

caution

이 동작은 굽은 등과 굽은 어깨를 회복하는 동시에 팔 라인을 가늘고 길게 만드는 데 효과가 크다. 맨손으로 할 경우 주먹을 쥐고 하며 물병 또는 덤벨을 들고 동작을 시행한다.

L포즈백 & 스완

매끈한 등 라인

1

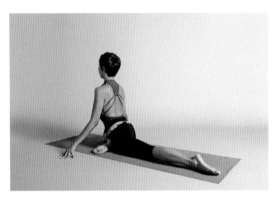

어깨와 골반을 바르게 정렬하여 한쪽 다리는 앞으로 접고 한쪽 다리는 뒤로 길게 뻗는다. 이때 양손을 불가사리처럼 펴서 양옆을 넓게 짚고 상체를 세운다. 과하게 허리가 젖혀지지 않게 하며 엉덩이와 코어에 힘을 주고 브레스핏을 한다.

caution

양손을 들어 올리며 스완 동작을 할 때 무리하게 허리를 뒤로 젖히거나 몸통이 틀어지지 않게 해야 하며 최대한 어깨와 등을 끌어내린다.

2

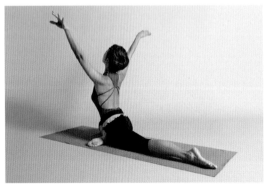

3

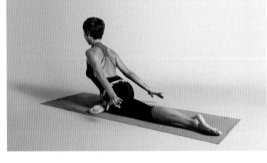

들숨에 겨드랑이와 팔꿈치 그리고 손끝을 길게 위로 길게 뻗어 'V'자를 만든다. 이때 가슴을 열어 하늘을 바라보는 느낌으로 시행하며 어깨가 올라가지 않게 주의한다.

날숨에 팔꿈치를 구부려 어깨에 힘을 풀고 양손을 엉덩이 뒤로 끌어내리듯 한다. 이때 정수리에서 꼬리뼈가 일직선이 되게 유지하며 시선은 사선 멀리 바라본다. 6~8회 반복한다.

네 발 자세 아티튜드

매끈한 등과 탄력 있는 힙

1

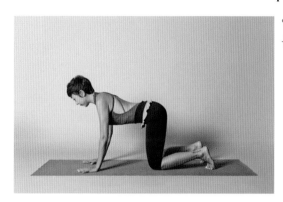

양팔은 어깨 너비로 벌리고 양다리는 골반 너비로 벌려 테이블 자세로 엎드려 준비 자세를 한 뒤 호흡을 들이마신다.

2

날숨에 한 손은 앞으로 길게 뻗고 반대편 다리는 뒤로 길게 뻗어 스트레칭한다.

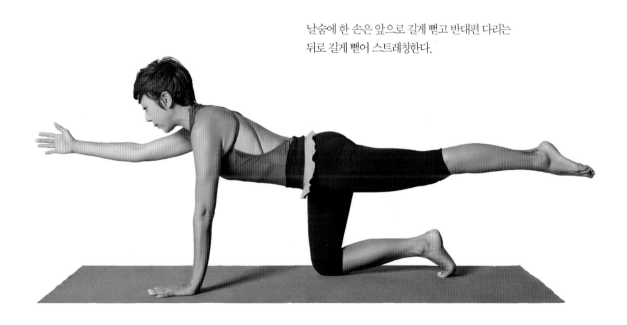

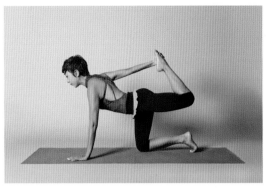

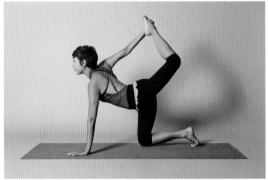

가슴을 열어 스트레칭한 다리를 구부려 발끝을 잡는다. 이때 무릎은 45도 정도 바깥쪽으로 열어주며 고관절도 턴 아웃한 다.

들숨에 가슴과 허벅지를 들어 올려 몸을 활처럼 아치 모양으로 만든다.

caution

뒷다리를 잡아 스트레칭할 때 어깨가 올라가지 않게 하며 골반이 틀어지지 않게 해야 한다. 잡은 발끝을 놓을 때 들어 올린 허벅지가 내려오지 않게 엉덩이를 계속 조이도록 한다. 아티튜드는 한 발로 서서 한쪽 다리를 뒤로 무릎을 90도 굽힌 상태로 들어 올리는 발레 동작이다. 발레핏의 아티튜드 동작을 네 발 자세로 연습한 다음에 서서 실시한다.

발끝을 잡은 손을 가슴 앞으로 뻗어 밸런스를 유지한다. 이때 최대한 엉덩이에 힘을 주며 허벅지를 들어 올린다. 아티튜드로 들어 올린 다리를 길게 뒤로 스트레칭한 뒤 다시 테이블 자세로 돌아간다.

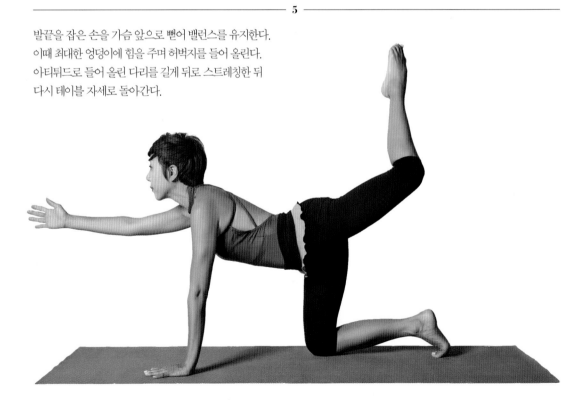

윈드밀 & 스완

날렵한 뒤태

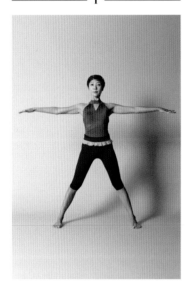

1

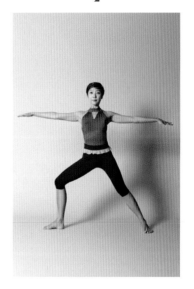

2

다리는 어깨 너비로 벌리고 더블 와이드 6번 포지션으로 서고 양손은 옆으로 길 게 뻗어 알롱제로 둔다.

한 발은 바깥쪽으로 향하게 열어주고 무릎을 구부린다.

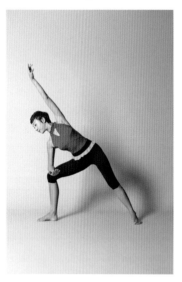

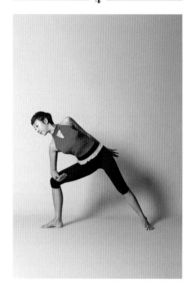

고관절을 접어 팔꿈치를 무릎 위에 두
고 들숨에 한 손을 길게 뻗어 스완 동작
으로 귀 옆으로 들어 올린다.

가슴을 활짝 열어 팔꿈치를 먼저 구부
려 어깨에 힘을 풀고 날숨에 등 근육을
조이며 손끝을 길게 뻗어 엉덩이 뒤로
끌어내린다. 스완 동작을 6~8회 반복
한다.

caution
윈드밀 동작 시 구부린 무릎과 발목은 수직을 유지하도록 주의한다.

L 포즈 프런트 & 리프트

잘록한 허리 라인

1

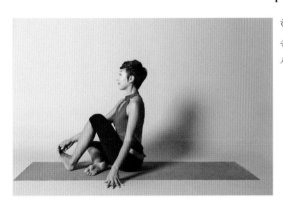

한쪽 다리는 안으로 접고 한쪽 다리는 무릎을 구부려 반대 손으로 엄지발가락을 잡고 척추를 바르게 세워 앉아 준비 자세를 한다.

2

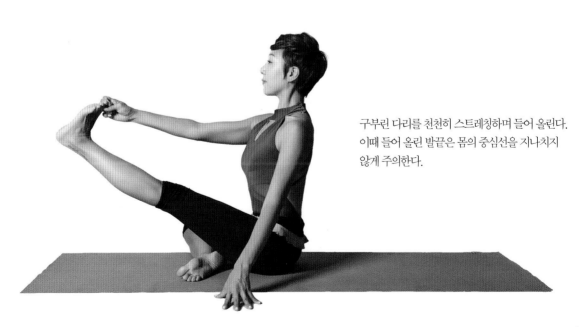

구부린 다리를 천천히 스트레칭하며 들어 올린다. 이때 들어 올린 발끝은 몸의 중심선을 지나치지 않게 주의한다.

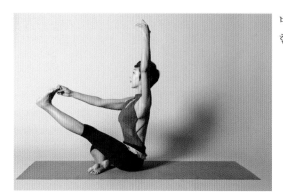

바닥을 집고 있는 손은 앙 오 포즈를 취하여 밸런스를 유지
한다.

앙 오 포즈를 취한 팔을 구부려
손바닥이 머리 뒤로 오게 한다.

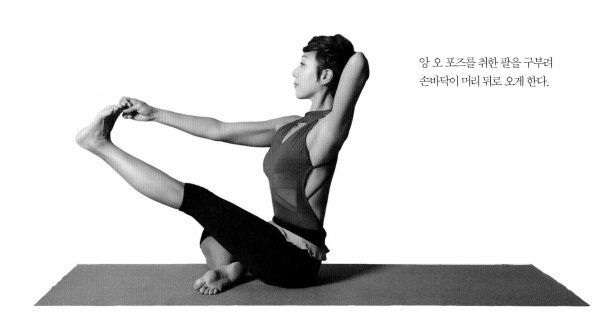

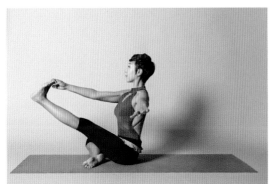

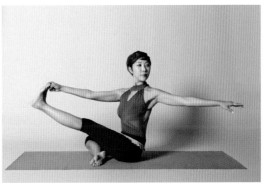

날숨에 천천히 귀 뒤를 스치듯 팔을 길게 뻗어 알롱제를 한 다.

3번 동작으로 돌아간 뒤 날숨에 손바닥을 머리 뒤로 한 채 몸 통을 회전시킨다. 이때 양손이 일직선이 되도록 알롱제 포즈 로 길게 스트레칭한다.

caution

레벨1 : 리프트(2번 동작)
레벨2 : 밸런스(3번 동작)
레벨 3 : 로테이션(6번 동작)
리프트한 다리의 발끝이 몸의 중심선을 지나치지 않게 주의하며 레벨 3
진행 시에 어깨가 아닌 가슴을 열어 회전하도록 한다.

S포즈 & 리프트

골반 강화 및 군살 없는 옆구리

1

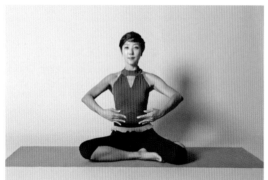

한쪽 다리는 안으로 접고 한쪽 다리는 밖으로 접어 정면으로
바르게 앉는다. 이때 양손은 앙 아방 포즈로 하여 가슴 앞에
둔다.

2

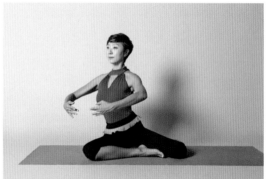

천천히 몸을 안쪽으로 구부린 무릎을 향해 사선 앞으로 중심
을 이동하며 몸통을 회전한다.

3

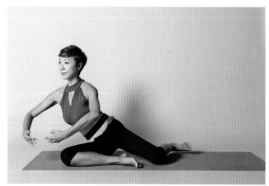

뒷발을 플랙스하여 한쪽 엉덩이로 중심을 완전히 이동한다.

4

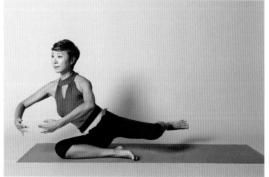

천천히 뒷무릎과 뒤꿈치를 골반 높이까지 들어 올린 뒤 업 다
운하며 6~8회 반복 시행한다. 이때 어깨가 기울어지지 않게
하며 무릎과 발끝이 일직선이 되도록 유지한다.

팟세 & 니 앤 토 & 무브먼트 팟세

골반 미인

팟세

—— 1 ——

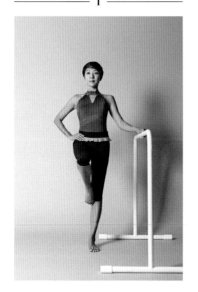

테이블이나 의자를 한 손으로 잡고 한 손은 허리에 두고, 양발을 가지런히 모아 선 뒤 들숨에 한쪽 무릎을 구부려 들어 올린다. 이때 발끝은 포인하여 알파벳 P포즈로 하여 밸런스를 유지한다.

—— 2 ——

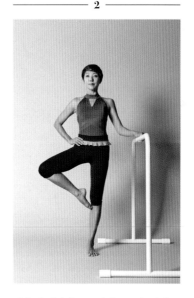

날숨에 엉덩이를 조이며 무릎을 바깥으로 열어 팟세 동작을 취하여 밸런스를 잡는다. 이때 골반이 따라 움직이지 않게 한다.

니 앤 토

——— 3 ———

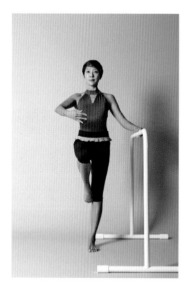

들숨에 한 손은 테이블 또는 의자를 잡고 한 손은 앙 아방 포즈로 하여 P포즈로 준비 자세를 한다.

——— 4 ———

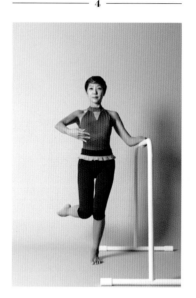

날숨에 무릎을 구부려 무릎과 무릎이 가까워지게 고관절을 안으로 돌린다. 이때 골반은 중립을 유지한다. 지지하고 있는 다리의 무릎을 스트레칭하면서 다시 팟세 동작으로 돌아간다. 4번에서 2번 동작으로 6~8회 반복한다.

무브먼트 팟세

—————— 1 ——————

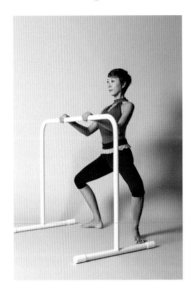

양손은 테이블이나 의자를 잡고 양다리
는 어깨 너비로 벌리고 2번 포지션으로
선 뒤 무릎을 구부려 플리에 동작을 한
다.

—————— 2 ——————

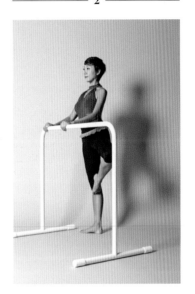

한 번에 중심을 이동하여 팟세 동작을
한다. 다시 2번 포지션 플리에 동작에
서 오른쪽과 왼쪽으로 중심을 이동하
며 6~8회 반복한다. 연습이 충분히 되
면 손을 놓고 밸런스를 잡는다.

토앤힐&인앤아웃

탄력있는 힙라인

토 앤 힐

--- 1 ---

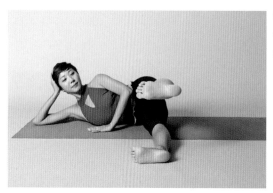

옆으로 누워 아래팔을 구부려 머리를 가볍게 받쳐주고 양다리를 배꼽 앞으로 길게 뻗어 플렉스하여 스트레칭한다. 윗다리를 골반 너비만큼 들어 올려 준비 자세를 한다.

--- 2 ---

고관절을 안으로 회전하여 무릎과 발끝도 안으로 같이 회전시켜 양 발끝끼리 터치한 뒤 턴 아웃하여 뒤꿈치끼리 터치한다. 6~8회 반복한다. 이때 발목만 움직이는 것이 아니라 고관절을 움직이며 엉덩이 근육을 사용한다.

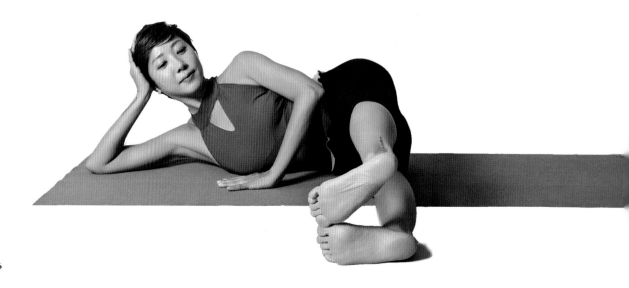

인 앤 아웃 1

———————— 1 ————————

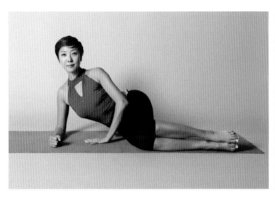

어깨와 팔꿈치는 수직이 되게 하고 다리는 무릎을 반듯하게
둔다.

———————— 2 ————————

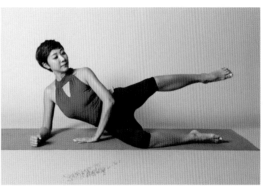

들숨에 무릎과 발끝을 골반 너비만큼 들어 올린다.

———————— 3 ————————

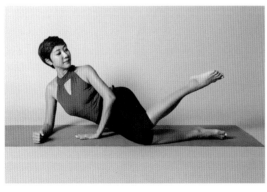

날숨에 무릎과 무릎을 터치하여 고관절을 안으로 회전시킨
다.

———————— 4 ————————

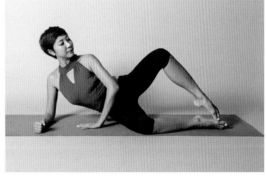

고관절을 턴 아웃하며 발끝끼리 터치한다(들숨). 3~4번 동
작을 6~8회 반복한다.

인 앤 아웃 2

1

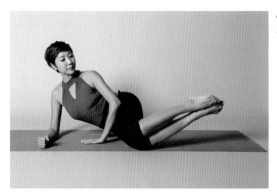

어깨와 팔꿈치는 수직이 되게 하고 다리는 무릎을 구부려 두 발끝을 천천히 들어 올려 준비 자세를 한다.

2

들숨에 무릎과 무릎이 멀어지게 고관절을 턴 아웃한다. 날숨에 들어 올린 무릎이 바닥에 놓인 무릎과 가까워지게 하여 다시 처음의 준비 자세로 돌아간다. 6~8회 반복한다.

caution

자세를 유지하는 골반의 주변 근육은 배 근육과 함께 골반대를 안정시킨다. 토 앤 힐 & 인 앤 아웃 동작은 골반대를 안정시키는 둔근을 강화하는 엑서사이즈로 탄력 있는 힙을 만들어주며 턴 아웃 트레이닝에도 도움이 된다.

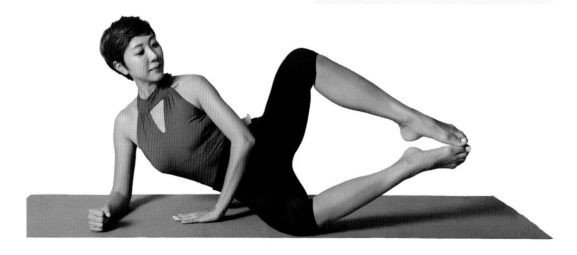

그랑 바뜨망

힙업

트라이앵글 포지션 & 싱글 레그 리프트

--- 1 ---

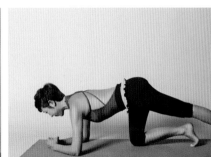

--- 2 ---

어깨와 팔꿈치가 수직이 되게 하여 팔을 삼각형으로 만든다. 두 다리는 무릎을 구부려 가지런히 모아 고관절과 무릎이 수직이 되도록 하여 엎드려 준비 자세를 한다. 이 동작을 트라이앵글 포지션이라고 한다.

한쪽 다리를 뒤로 뻗어 스트레칭한 뒤 발뒤꿈치로 벽을 밀어내듯 머리에서 발끝까지 일직선이 되게 들어 올린다.

--- 3 ---

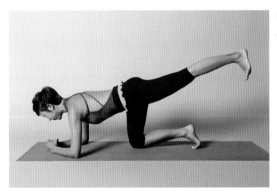

들어 올린 뒷다리를 6~8회 바운스하며 복부와 엉덩이에 힘을 준다.

트라이앵글 포지션 & 그랑 바뜨망

—————————————— 1 ——————————————

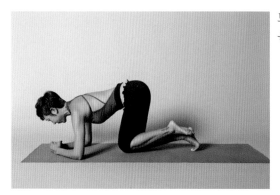

트라이앵글 포지션으로 준비 자세를 하고 들숨에 한쪽 무릎을 배꼽 쪽으로 당긴다.

—————————————— 2 ——————————————

날숨에 뒤로 차듯 다리를 한 번에 길게 뻗어 엉덩이에 힘을 준다. 뒤로 크게 차는 그랑 바뜨망 동작을 6~8회 반복한다. 이때 지지하고 있는 상체가 무너지거나 틀어지지 않도록 주의한다.

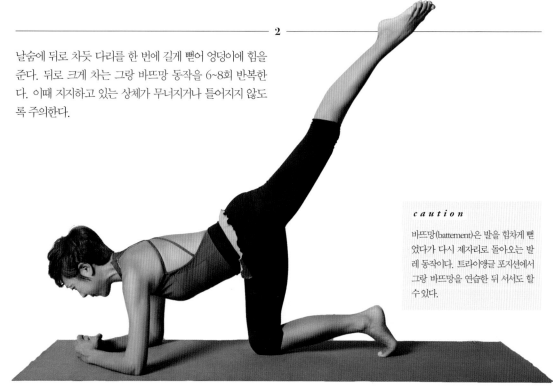

caution

바뜨망(battement)은 발을 힘차게 뻗었다가 다시 제자리로 돌아오는 발레 동작이다. 트라이앵글 포지션에서 그랑 바뜨망을 연습한 뒤 서서도 할 수 있다.

플랭크

복부 지방 태우기

1

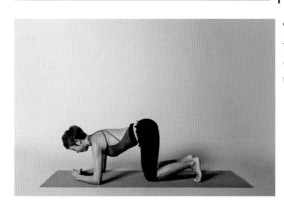

어깨와 팔꿈치는 일직선이 되게 하고 양다리는 골반 너비만큼 벌린 뒤 고관절과 무릎이 일직선이 되게 트라이앵글 포지션을 한다. 동작 전에 브레스핏 호흡을 하며 견갑대와 골반대를 정렬하여 준비 자세를 한다.

2

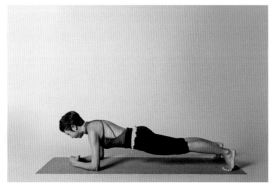

한 발 한 발 뒤로 뻗어 사선으로 몸을 정렬시켜 플랭크 자세를 유지한다.

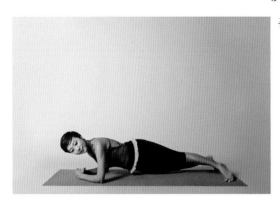

플랭크 동작에서 골반을 좌우로 회전하며 반복한다.

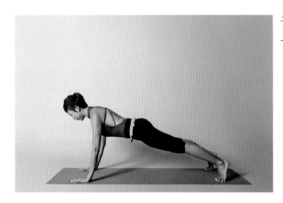

구부린 팔을 쭉 뻗어 스트레칭하며 몸은 사선으로 일직선을 유지한다.

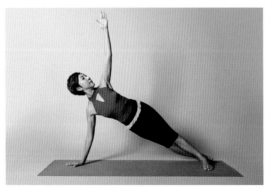

가슴을 열어 한 손은 하늘을 향하고 다리는 교차하여 허벅지 안쪽과 엉덩이를 조이며 사이드 플랭크를 유지한다.

caution

레벨 1 : 기본적인 플랭크(1~2번 동작)
레벨 2 : 로테이션 플랭크(2~3번 동작)
레벨 3 : 엘리베이션 플랭크(2~4번 동작)
레벨 4 : 사이드 플랭크(4~5번 동작)
레벨 1에서 레벨 4로 연결한다. 자신의 컨디션에 맞는 레벨까지 진행한다.

펠빅 클락

탄탄한 복부

1

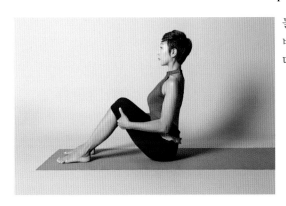

들숨에 무릎을 세워 양다리는 골반 너비만큼 벌리고 척추를 바르게 세워 앉는다. 이때 양손은 무릎 또는 무릎 뒤를 감싼다.

2

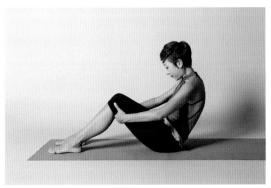

날숨에 천천히 꼬리뼈를 말아 등을 둥글게 하며 시선은 배꼽을 바라본다.

caution

허리가 아플 경우 파트 3의 누워서 하는 펠빅 클락 동작을 참고한다.

들숨에 꼬리뼈를 바닥으로 밀어내며 천천히 허리를 세우면서 가슴을 열어 멀리 사선으로 바라본다. 2~3 동작을 6회 이상 반복한다.

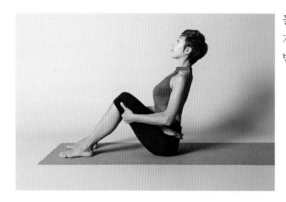

양손은 앙 아방 포즈로 하여 척추를 바르게 세워 앉은 뒤 브레스핏 호흡을 하며 코어에 집중한다.

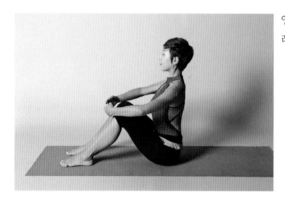

날숨에 천천히 상체를 회전하며 골반과 무릎은 정면을 유지한다.

caution

무리가 없다면 상체를 뒤로 기울여 3~4번 동작을 6회 이상 반복한다.

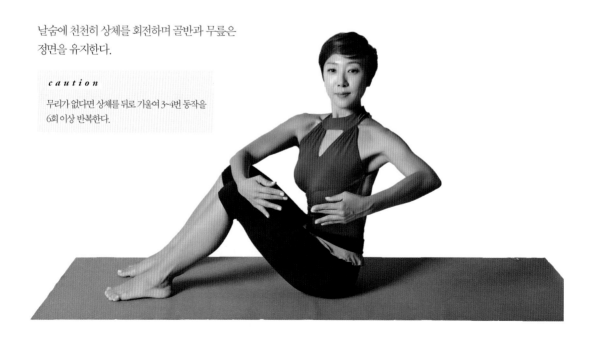

플리에 & 스퀴즈

허벅지둘레 줄이기

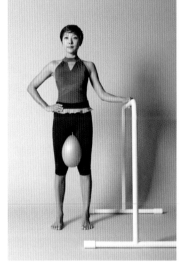 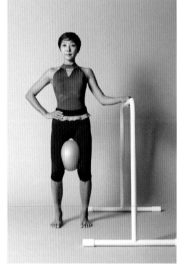 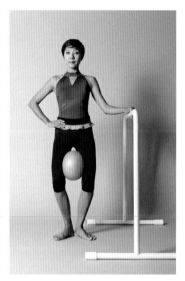

다리는 골반 너비로 벌려 와이드 6번 포지션으로 선다. 허벅지 사이에 소프트 볼이나 작은 쿠션이나 두루마리 휴지를 넣고 선다.

플리에로 무릎을 구부린 뒤 허벅지 안쪽과 괄약근 조이기를 10회 이상 반복한다. 이때 무릎과 발끝의 정렬을 유지하고 골반은 중립을 유지한다.

양 발뒤꿈치를 서로 붙여 1번 포지션으로 플리에 동작을 유지한다. 과하게 볼을 조이려고 하지 말고 정렬을 유지하며 속근육에 집중한다.

caution

6주 만에 허벅지둘레 8cm 감소에 효과적인 동작이다. 볼을 조일 때 무릎이 안으로 말리지 않게 유지하여야 한다. 특히 이 동작은 브레스핏 호흡을 하여 코어 근육을 강하게 사용하면서 허벅지 안쪽과 괄약근에 집중하면 더 효과적이다.

크로스 플리에

승마살 없애기

1

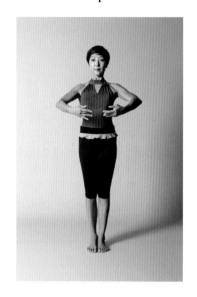

양손은 가슴 앞에 앙 아방 포즈를 하고 양다리를 가지런히 모아 6번 포지션으로 선다.

2

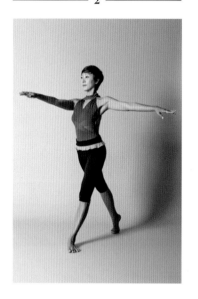

다리를 사선 뒤로 길게 뻗어 몸 방향이 대각선으로 일직선이 되게 한다. 이때 한 팔은 앞으로, 한 팔은 옆으로 뻗어 밸런스를 유지한다.

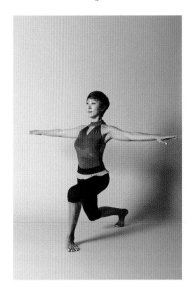

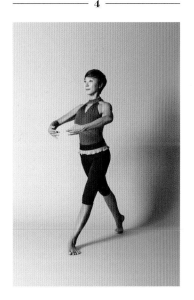

양팔은 옆으로 벌리며 골반은 중립을 유지하고 양쪽 무릎을 구부린다. 뒷다리는 골반을 세워 다리가 수직 아래로 내려가고 앞다리는 턴 아웃하여 무릎과 발끝의 정렬을 유지한다.

뒷무릎을 스트레칭할 때 엉덩이와 엄지발가락에 힘을 주고 몸의 중심을 세우며 일어선다. 이때 양손은 앙 아방 포즈로 하며 코어에 집중한다. 2~4번을 연결하여 6회 반복한다.

5번 플리에

허벅지 안쪽 살 빼기

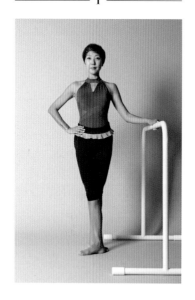

들숨에 5번 포지션으로 양다리를 턴 아
웃하여 선다. 이때 한 손은 테이블이나
의자를 잡고 선다. 5번 포지션은 발레
핏의 발 포지션 정렬법을 참고하도록
한다.

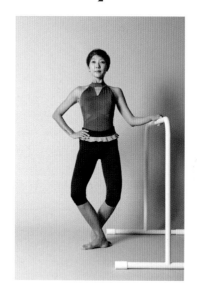

날숨에 무릎을 구부려 플리에 동작을
하며 골반은 중립을 유지하고 척추는
곧게 세운다. 허벅지 안쪽을 조이고 엉
덩이에 힘을 주며 천천히 무릎을 편다.
6~8회 반복한다.

를르베

가는 발목과 종아리

— 1 —

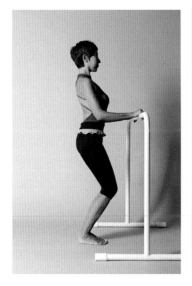 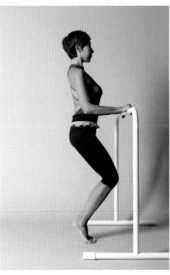

— 2 —

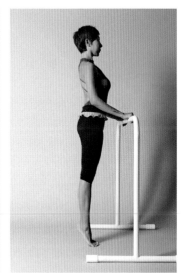

다리를 가지런히 모아 6번 포지션으로 선 뒤 무릎을 구부려 플리에 동작을 한다.

발뒤꿈치를 들어 올린 뒤 엄지발가락에 힘을 주며 천천히 무릎을 펴며 바르게 선다.

데벨로페 프런트 & 백

하체 군살 빼기

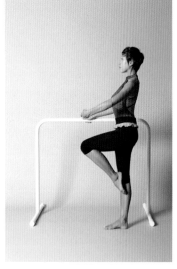
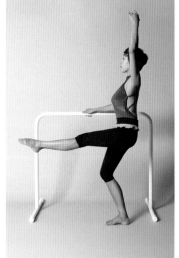
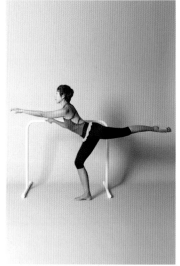

한 손은 의자를 잡고 한 손은 앙 아방 포즈로 가슴 앞에 두고, 들숨에 양다리를 모으고 선 뒤 P포즈를 하여 한 발로 중심을 잡는다.

날숨에 서 있는 다리의 무릎을 구부려 발등을 밀어내며 앞으로 길게 뻗어 스트레칭한다. 이때 손은 머리 위로 하여 앙 오 포즈를 한다.

들숨에 1번 동작으로 돌아오고, 날숨에 서 있는 다리를 구부려 뒤로 길게 뻗어 스트레칭한다. 이때 손은 가슴 앞으로 길게 뻗는다. 1~3번 동작을 6~8회 반복한다.

caution

데벨로페(développé)는 움직이는 다리를 천천히 공중을 향해 뻗은 후 균형을 이루는 발레 동작이다. 발레핏의 데벨로페 동작은 발레의 데벨로페 동작보다 따라 하기 쉽다. 이 동작으로 발레리나처럼 가늘고 길며 탄탄한 하체 근육을 만들 수 있다.

스프링 턴듀

탄력 있는 하체

스프링 턴듀 프런트

— 1 —

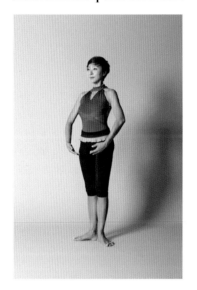

손은 앙바 포즈로 하고 다리는 턴 아웃
하여 1번 포지션으로 선다.

— 2 —

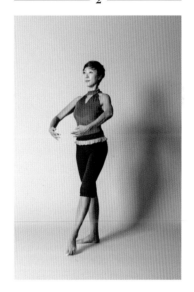

한 발을 포인하여 앞으로 뻗는다. 이때
팔은 앙 아방 포즈를 한다.

———— 3 ————

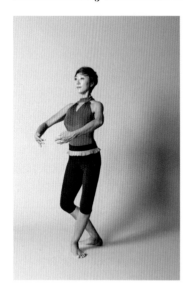

중심을 가운데로 이동하며 4번 포지션
으로 플리에를 한다.

———— 4 ————

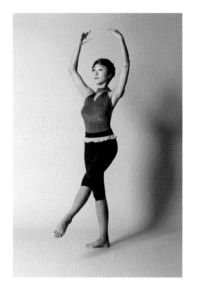

한 발은 바닥을 밀어내며 앞으로 뻗고,
다른 한 발로 중심을 한 번에 이동시켜
스프링처럼 몸을 위로 세우며 밸런스를
유지한다. 이때 팔은 앙 오 포즈를 하
여 위로 몸을 세우는 데 집중한다.

스프링 턴듀 사이드

—— 1 ——

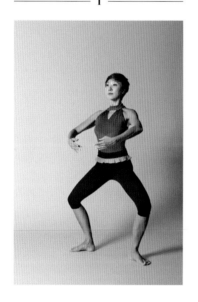

손은 앙 아방으로 하고 양다리는 2번
포지션으로 선 뒤 플리에를 한다.

—— 2 ——

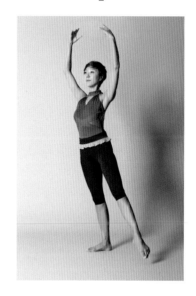

중심을 옆으로 한 번에 이동시키면서 지
탱하는 다리에 체중을 싣는다. 한쪽 다
리는 길게 뻗어 포인하여 들고 밸런스
를 유지한다. 이때 팔은 앙 오 포즈를
한다.

스프링 턴듀 백

——— 1 ———

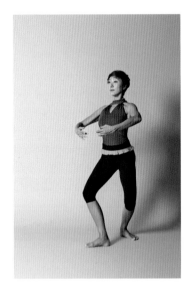

——— 2 ———

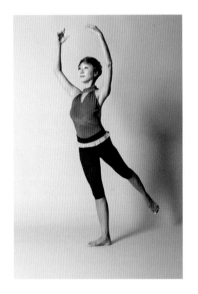

1번 포지션에서 다리를 뒤로 뻗어 4번 포지션으로 플리에를 한다.

가운데 있는 몸의 중심을 빠르게 앞으로 이동하며 팔을 위로 올려 앙 오 포즈로 하여 한 발로 선다. 뒤로 뻗은 다리를 길게 뻗어 포인하며 엉덩이에 힘을 주고 밸런스를 유지한다.

caution

스프링 턴듀는 한쪽 다리가 바닥을 떠나 자유로운 상태인 발레의 데가제(dégagé) 동작을 응용하였다. 바닥을 밀어내는 힘과 바닥을 지지하고 있는 다리의 힘이 중요하다. 특히 턴 아웃을 하여 밸런스를 유지하려면 코어 근육과 둔근을 사용해야 하며 최대한 척추를 바르게 정렬하기 위해 팔은 앙 오 포즈를 한다. 중심을 날렵하게 이동시키는 게 중요하며 6~8회씩 앞, 옆, 뒤 동작을 반복하여 시행한다.

발랑스와

완벽한 보디라인

--- **1** ---

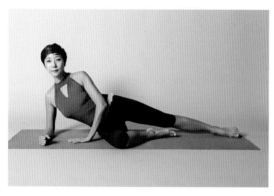

--- **2** ---

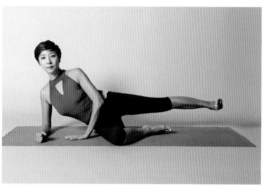

어깨와 팔꿈치가 일직선이 되게 지지하고 한 손을 가슴 앞쪽
바닥을 짚어 상체를 세운다. 아랫다리는 무릎을 구부리고 윗
다리를 길게 일직선으로 뻗어 준비 자세를 한다.

발바닥으로 벽을 밀어내듯 플렉스하며 골반 높이까지 다리
를 들어 올린다.

--- **3** ---

바닥을 짚은 손은 다리와 수평이 되도록 길게 뻗고
시선도 손끝을 바라본다.

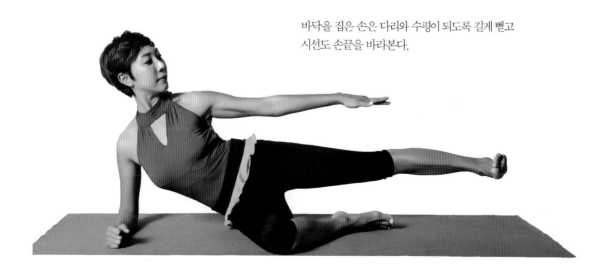

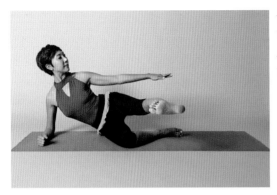

들숨에 플랙스하고 있는 윗다리를 천천히 앞으로 밀어내고, 날숨에 손을 사선 앞으로 뻗고 다리를 뒤로 길게 포인하며 스트레칭한다. 이때 윗다리를 그네처럼 앞뒤로 6~8회 왔다갔다 반복한다.

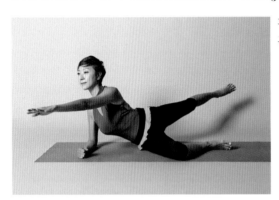

뒤로 다리를 길게 뻗고 손끝도 가슴 앞으로 이동하여 길게 뻗는다. 이때 손과 발끝은 일직선을 유지한다.

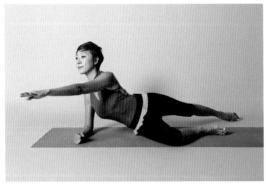

뒤로 길게 뻗어 스트레칭한 다리를 멀리 내려놓듯 엄지발가락 끝이 바닥을 향하게 한다. 시소가 위아래로 움직이듯 업 다운을 6~8회 반복한다.

c a u t i o n

발랑스와(balançoire)는 '시소, 그네'라는 뜻으로 몸의 균형을 맞춰 움직여야 한다. 견갑대가 무너지지 않게 어깨와 팔꿈치가 수직이 되게 하며 다리를 앞뒤로 움직이거나 위아래로 움직이는 밸런스 동작 시 골반이 틀어지지 않도록 한다. 특히 뒤로 다리를 뻗을 때 엉덩이에 힘을 준다.

사이드 런지 & 스완

슬림하고 균형 잡힌 보디라인

사이드 런지

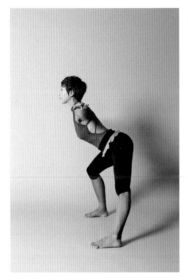 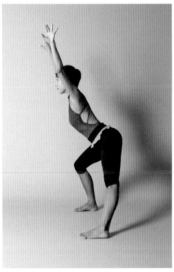 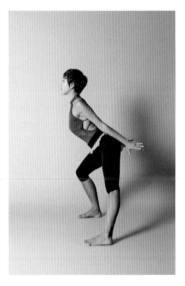

1 양손은 가슴 앞에 앙 아방하여 다리를 가지런히 모으고 6번 포지션으로 선 뒤 한 발을 옆으로 런지하여 중심을 이동 한다. 이때 양팔은 옆으로 뻗어 알롱제 로 벌린다.

2 들숨에 양팔을 귀옆으로 천천히 들어 올린다.

3 날숨에 손바닥으로 공기를 끌어내리듯 양손을 엉덩이 뒤로 모은다. 6~8회 반 복하여 시행한다.

> *caution*
> 사이드 런지 동작 시 중심을 이동하여 무릎을 구부렸을 때 무릎과 발끝의 정렬이 정면을 바라보도록 하며 반대쪽 발은 새끼발가락 이 들리지 않게 주의한다.

와이드 4번 포지션 & 스완

──── 1 ────

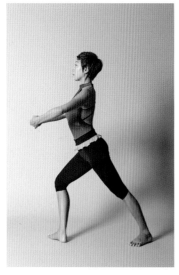

──── 2 ────

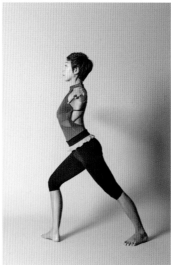

1 앙 아방으로 양손을 가슴 앞에 두고 1번 포지션으로 선 뒤 L포즈 백 동작을 하고 턴 아웃하여 뒤꿈치를 내려놓아 와이드 4번 포지션으로 선다.

2 양팔을 옆으로 알롱제로 벌린다.

──── 3 ────

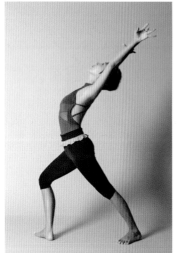

──── 4 ────

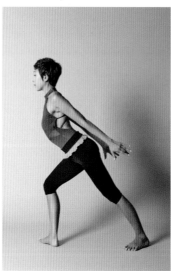

3 들숨에 천천히 시선은 위를 바라보며 스완 동작으로 양팔을 귀 옆까지 들어 올린다. 이때 시선과 함께 목과 등은 뒤로 젖혀져 아치를 만든다.

4 날숨에 양손을 엉덩이 뒤로 끌어 내리고 척추는 길게 뻗어 사선을 유지한다. 이때 등근육과 삼두근은 수축시킨다.

caution

스완 동작 시 최대한 목과 등을 곡선으로 멀리 보내 허리에 과하게 체중이 실려 무리가 되지 않도록 한다.
뒤로 뻗은 다리가 굽어지지 않게 스트레칭을 유지한다.

L포즈 & 리프트

코어 강화 & 보디 밸런스

L포즈 프런트 리프트

1	2	3
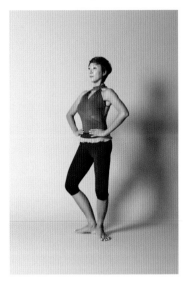	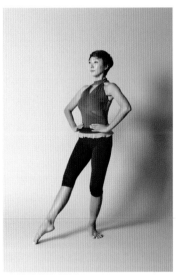	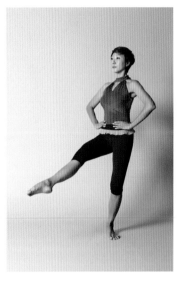
양손은 허리에 두고 1번 포지션에서 플리에하여 준비 자세를 한다.	한쪽 다리를 앞으로 스트레칭하여 길게 뻗어 포인한다(L포즈 프런트).	다리는 앞으로 포인하여 무릎이 굽지 않게 길게 뻗은 상태를 유지하며 15도, 45도, 90도로 레벨을 두어 들어 올린다. 2~3번 동작을 8회 반복한다.

L포즈 사이드 리프트

— 1 — — 2 —

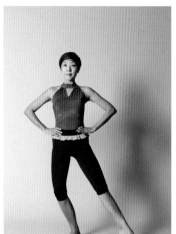
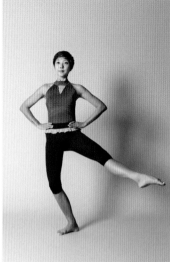

1 1번 포지션에서 플리에하여 다리를 옆으로 길게 뻗어 포인한다(L포즈 사이드).

2 골반이 기울어지지 않게 주의하며 포인하고 있는 발끝을 최대한 멀리 들어 올린다. 자신의 턴 아웃 각도를 인지하며 15도, 45도, 90도로 레벨을 두어 들어 올린다.

L포즈 백 리프트

— 1 — — 2 —

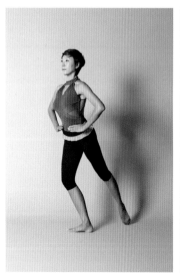
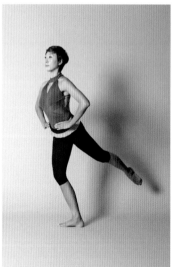

1 1번 포지션에서 플리에한 뒤 다리를 뒤로 뻗어 포인한다(L포즈 백).

2 코어에 힘을 주고 둔근에 집중하며 15도, 45도, 90도로 레벨을 두어 들어 올린다.

caution

한쪽 다리를 구부리고 서서 다른 쪽 다리를 길게 뻗어 포인을 한 상태를 L포즈라고 한다. 앞, 옆, 뒤로 다리를 들어 올릴 때 등이 굽거나 골반이 틀어지지 않게 주의한다. 중심을 잡기 힘들다면 의자나 테이블을 잡고 하도록 한다.

그랑 바뜨망 & P포즈

체지방 감소 & 균형 잡힌 하체

그랑 바뜨망 프런트

— 1 —	— 2 —

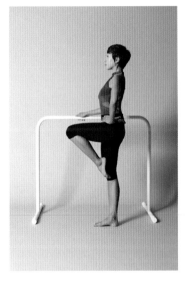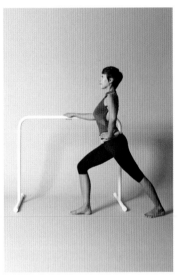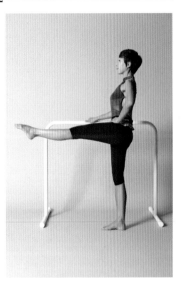

한 손으로 의자나 테이블을 잡고 다리 를 가지런히 모으고 선 뒤 한쪽 무릎을 구부려 P포즈로 선다.

뒤로 중심을 이동한 뒤 앞으로 크게 차고 바로 P포즈로 밸런스를 잡는다.

그랑 바뜨망 사이드

— 1 — — 2 —

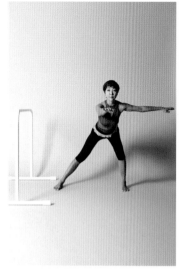 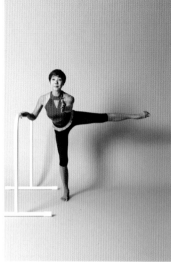

1 구부린 다리를 옆으로 뻗어 중심을 이동한다(사이드 런지). 이때 한 손은 옆으로, 한 손은 가슴 앞으로 길게 뻗는다. 구부린 무릎과 발끝을 바르게 정렬하고 스트레칭한 다리는 새끼발가락이 들리지 않게 주의한다.

2 옆으로 런지하며 이동한 다리는 발바닥으로 바닥을 밀어내며 옆으로 찬다. 이때 서 있는 다리는 무릎을 구부리고 찬 다리는 골반 높이까지 들어 올린 뒤 P포즈로 선다.

L포즈 백 리프트

— 1 — — 2 —

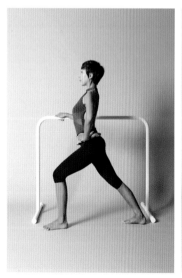 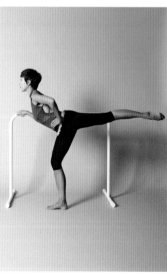

앞으로 중심을 이동한 뒤에 이동한 다리를 뒤로 힘차게 찬다. 이때 어깨가 틀어지지 않게 하며 다시 P포즈로 바르게 선다.

caution

그랑 바뜨망(grand battement)은 한쪽 발에 체중을 두고, 다른 쪽 발로 빠르고 힘차게 공중으로 다리를 던지는 동작이다. 다리를 차서 들어 올리는 것도 중요하지만 다시 코어에 힘을 주어 제자리로 돌아오는 것까지 집중해보자.

아라베스크

우아한 보디라인

— 1 —

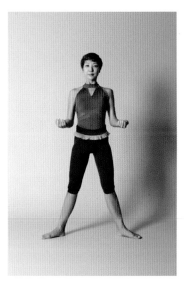

양손은 태권도 자세로 하고 다리를 어깨 너비만큼 벌려 2번 포지션으로 선다.

— 2 —

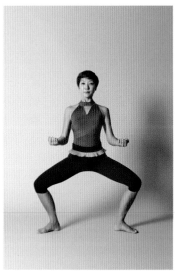

무릎을 구부려 플리에 한 뒤 한 번에 중심을 이동시켜 엉덩이에 힘을 주고 선다.

— 3 —

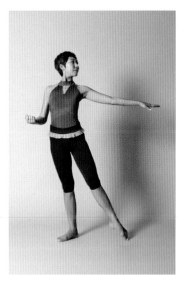

한쪽 팔은 알롱제로 길게 옆으로 뻗는다.

——— 4 ———   ——— 5 ———

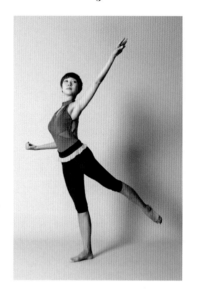

옆으로 뻗은 팔을 스완 동작으로 귀 옆 가까이 들어 올리며 몸을 사선 방향으로 회전한다. 이때 고관절이 부드럽게 움직이며 어깨와 골반이 바르게 정렬되어야 한다.

몸을 회전하면서 뒤로 이동한 다리를 들어 올린다. 이때 엉덩이에 힘이 들어 가는 것을 확인하며 30도 정도 들어 올린다. 몸을 바르게 정렬하면서 허리에 는 무리가 없도록 들어 올리는 동작을 8회 이상 반복한다.

caution

아라베스크(arabesque)는 발레의 꽃이라고 할 만큼 아름답고 우아한 동작이다. 들리는 다리는 90도 이상으로 벌려지고 몸을 받치고 있는 다리는 구부러지면 안 된다. 트레이닝이 안 된 경우 일반인이 따라 하기 어렵고 허리에 무리가 가는 동작이다. 이런 기술적인 동작을 쉽게 따라 하고 아라베스크 동작을 했을 때의 운동 효과는 그대로 볼 수 있도록 발레핏 동작으로 만들었다.

아티튜드

전신 성형 보디라인

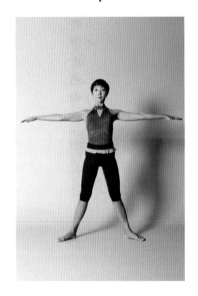

양팔을 옆으로 알롱제로 벌리고 다리
는 2번 포지션으로 선다.

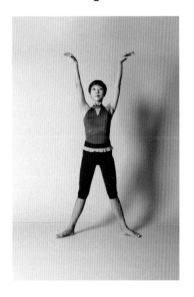

들숨에 스완 동작으로 양팔을 위로 올
린다.

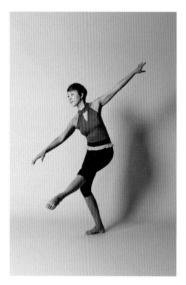

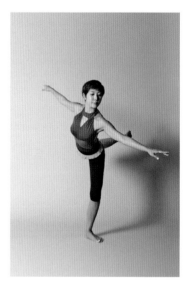

날숨에 오른손 끝과 왼발의 끝이 서로
가까워지도록 양다리의 무릎을 구부린
다. 이때 구부려 들어 올린 다리는 제기
를 차듯 발뒤꿈치를 앞으로 들어 올리
되 무릎보다 높지 않게 한다. 오른쪽과
왼쪽 중심을 이동하며 4~6회 반복한
다.

들숨에 스완 동작으로 양팔을 위로 올
리고, 날숨에 오른쪽 손끝과 왼발의 발
뒤꿈치가 가까워지도록 양다리의 무릎
을 구부린다. 이때 한 다리로 중심을 잡
고 한 다리는 뒤로 무릎을 구부려 허벅
지를 들어 올린다. 오른쪽과 왼쪽 중심
을 이동하며 4~6회 반복한다.

림버링

머리에서 발끝까지 우아하게

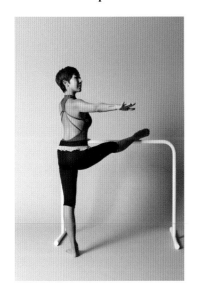

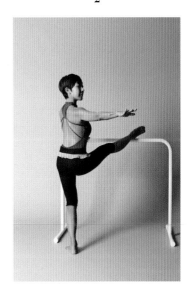

바에 한쪽 다리를 앞으로 올리고 선다. 이때 한 손은 바를 잡고 한 손은 옆으로 길게 뻗어 알롱제 포즈를 취한다.

척추를 바르게 유지하며 천천히 서 있는 무릎을 구부려 플리에를 4~6회 시행한다. 이때 복부와 엉덩이에 힘을 주며 무릎을 편다.

caution

발레 수업에서 쓰는 바를 사용한 림버링은 한쪽 다리를 바에 올려놓고 한쪽 다리는 플리에를 하며 다양한 포드브라와 스트레칭을 한다. 다리 위치를 바꿔가며 응용할 수 있다. 발레 바가 없거나 유연성이 부족한 사람은 의자나 침대 위에 다리를 올려놓고 할 수 있다.

3

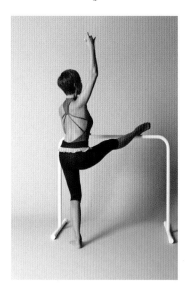

서 있는 무릎을 구부린 상태에서 들숨에 한 손을 머리 위에 앙 오 포즈로 한다.

4

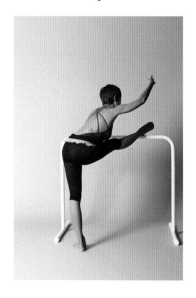

날숨에 발끝을 멀리 바라보며 앞으로 가슴을 숙여 뻗은 다리의 뒷부분이 늘어나게 스트레칭한다. 4~6회 시행한다. 같은 방식으로 오른쪽과 왼쪽을 동일하게 시행한다.

5

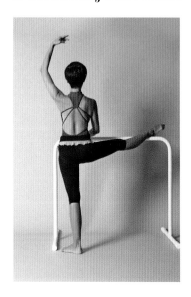

한쪽 다리는 옆으로 벌려 바 위에 올리고 선다. 이때 양손은 머리 위로 앙 오 포즈로 둔다.

6

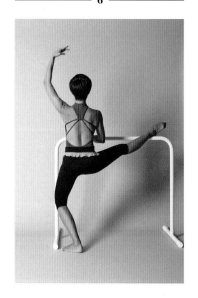

서 있는 다리를 플리에로 구부리며 어깨와 골반이 틀어지지 않게 4~6회 시행한다

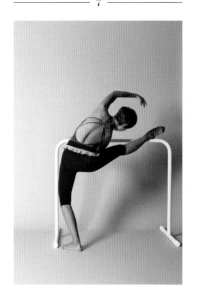

날숨에 옆으로 뻗어 올린 다리의 발끝을 바라보며 옆으로 스트레칭한다. 등이 굽지 않도록 주의하며 4~6회 시행한다. 같은 방식으로 오른쪽과 왼쪽을 동일하게 시행한다.

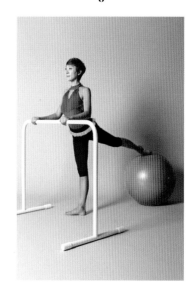

양손은 바를 잡고 한 다리를 뒤로 짐볼 위에 둔다. 짐볼이 없을 경우 의자나 침대에 올리고 선다. 이때 손은 가슴 앞에 앙 아방 포즈로 둔다.

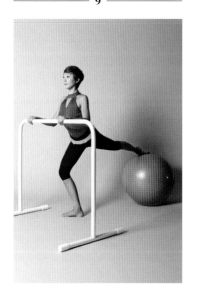

서 있는 무릎을 구부리며 플리에를 8회 이상 천천히 시행하여 허벅지 앞쪽을 충분히 늘려 스트레칭한다. 오른쪽과 왼쪽을 동일하게 시행한다.

caution

다리를 뒤로 들어 올리는 동작은 충분한 스트레칭을 한 뒤 시행하는 것이 안전하다. 짐볼을 이용해 장요근을 충분히 이완시키는 동시에 근력과 밸런스까지 강화시킬 수 있다.

점프 동작 3가지

유산소 운동(빠른 다이어트)

2번 그랑 점프

— 1 —   — 2 —   — 3 —

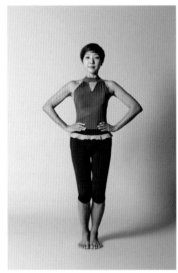   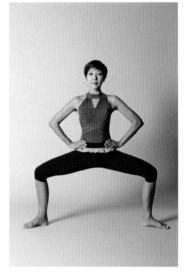

양손은 허리에 두고 다리를 가지런히
모아 6번 포지션으로 선다.

무릎을 구부려 플리에를 한다.

점프하여 2번 플리에를 한다. 이때 엉덩
이가 뒤로 빠지지 않게 하며 척추를 바
르게 세운다. 점프하여 6번 포지션으로
다리를 다시 모아 1번 동작으로 돌아
간다. 8회 시행한다.

와이드 스쿼트 점프

— 4 —

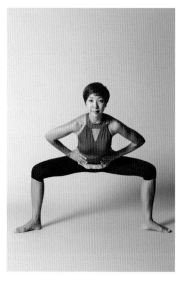 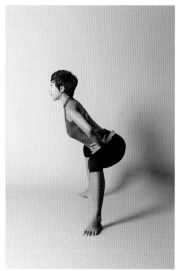

양손은 허리에 두고 다리를 가지런히 모아 6번 포지션으로 선다. 무릎을 구부려 플리에를 한다(2번 그랑 점프와 동일). 점프하여 와이드 스쿼트를 한다. 이때 고관절을 접어 척추는 사선으로 유지하며 무릎과 발끝의 정렬을 유지한다. 점프하여 6번 포지션으로 다리를 다시 모아 1번 동작으로 돌아간다. 8회 시행한다.

인 앤 아웃 점프

— 1 — — 2 —

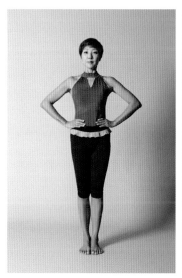 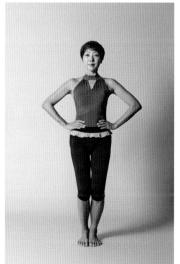

1 양손은 허리에 두고 다리를 가지런히 모아 6번 포지션으로 선다.

2 무릎을 구부려 플리에한다.

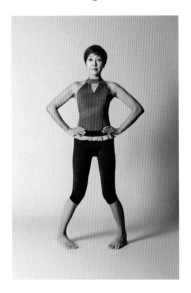

점프하여 고관절을 안으로 모아 양 발
끝이 서로 가까워지게 한다.

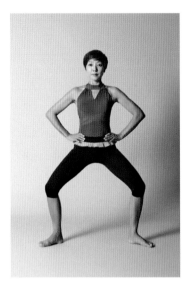

점프하여 고관절을 턴 아웃하여 발끝
이 바깥으로 벌어지게 한다.

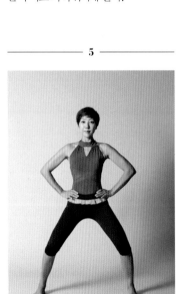

2~3번을 반복하여 다리를 어깨 너비보
다 넓게 벌린다.

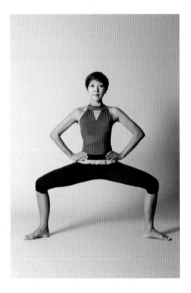

인 앤 아웃으로 점프하여 양다리를 6번
포지션으로 모은다. 8회 시행한다.

백 런지 점프

———————— 1 ———————— ———————— 2 ———————— ———————— 3 ————————

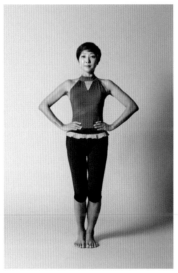
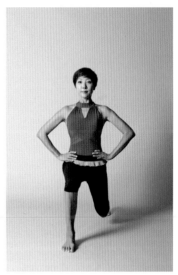

양손은 허리에 두고 다리를 가지런히 모아 6번 포지션으로 선다. 무릎을 구부려 플리에한 뒤 점프하여 백 런지 포지션을 한다.

점프하여 다시 6번 포지션으로 돌아온다.

오른쪽과 왼쪽을 8회 시행한다.

caution
2번 그랑 점프와 백 런지 점프를 교차하며 6~8회 시행한다.

PART 3

발레핏 테라피 엑서사이즈

BalletFIT Slow Theraphy Exercise

만성통증 없애기

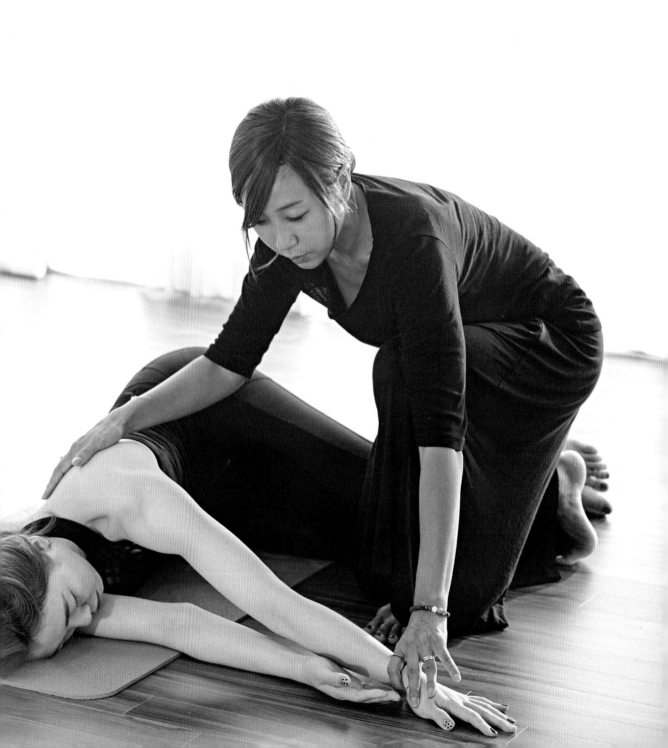

리빙 보디
내 몸의 감각
깨우기

요즘 현대인은 알 수 없는 통증으로 아프다. 한시도 쉴 틈 없이 무언가를 해야 한다는 강박관념도 있고, 실제로 직장인뿐만 아니라 학생, 주부 등 모두 하루하루 바쁘게 살아가고 있다. 진정한 쉼이라는 의미가 점점 희석되고, 잠자는 것조차 마치 하나의 의무처럼 되어버리다 보니 불면증뿐만 아니라 자고 나서도 개운치 않다는 사람이 많다.

발레핏의 테라피 엑서사이즈는 천천히 몸을 움직이며 현재 자신의 몸 상태를 인지하며 굳어 있는 근육의 감각을 깨워 올바른 움직임을 익힐 수 있다. 내 몸의 올바른 근육의 움직임을 통해 현재 앓고 있는 여러 가지 통증에서 벗어나길 바란다.

헤드 로테이션

뒷목이 당길 때 테라피 1

1

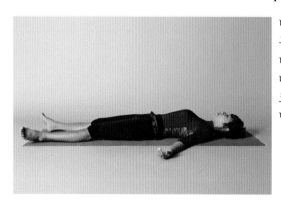

바닥에 바로 누워 천장을 향하고 눈을 감고 몸에 집중한다. 부드럽게 호흡을 하며 숨을 내뱉는 호기 시 몸이 전체적으로 바닥에 닿는다는 상상을 한다. 이 때 바닥에 닿아 있는 몸을 따라 의식을 보내며 '머리-견갑골-등-골반-다리-발'의 방향으로 따뜻한 물이 흐른다는 느낌을 가지고 호흡을 천천히 내쉬면 도움이 된다.

2

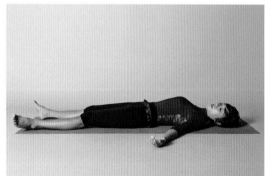

머리에 집중하고 바닥에서 오른쪽과 왼쪽으로 천천히 굴린다. 이때 바닥을 통해 뒷머리를 살피듯이 움직인다. 머리를 한쪽 방향으로 굴리면서 가슴을 편안하게 내려놓듯 호흡을 내쉰다. 목에서 당기는 느낌이 들지 않고 부드럽게 움직인다는 느낌으로 정성껏 천천히 움직인다. 그러다 보면 움직임의 범위가 조금씩 넓어진다.

3~4세트 정도 진행하고 머리를 중립 위치에 놓은 후 머리와 어깨 부분의 무게가 바닥을 통해 느껴지는지 살피며 쉰다.

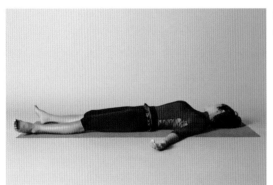

caution

머리가 회전될 때 목과 어깨에 긴장이 되지 않는 범위까지 움직이도록 한다. 일반적인 정상 가동범위라면 60도 각도로 회전되지만 목과 어깨의 통증이 있다면 가동범위가 그보다 훨씬 작을 수 있다. 현재 자신의 컨디션이 어떠한지 인지하며 천천히 움직이도록 한다.

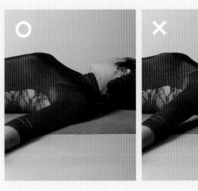
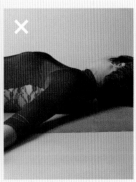

넥익스텐션 & 플랙션

뒷목이 당길 때 테라피 2

1

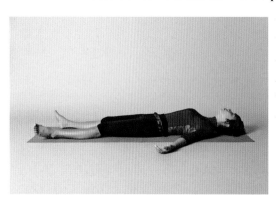

턱을 들어 올리고 당기면서 머리를 상하의 방향으로 굴린다. 턱을 들어 올릴 때에는 턱이 천장을 향해 끌어올려진다는 느낌으로 진행한다. 턱을 당길 때에는 턱을 가슴에 붙인다는 느낌으로 진행한다. 턱의 움직임에 따라 움직이는 목의 움직임 변화를 의식해본다. 그리고 머리가 바닥에 닿는 부분을 느껴본다. 평소에 느껴보지 못한 뒷머리의 감각을 찾아본다.

2

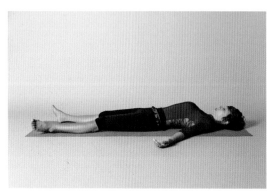

3~4세트 정도 진행하고 머리를 중립 위치에 놓은 후 목의 느낌이 처음과 어떻게 달라졌는지 살펴본다. 머리의 무게를 느끼면서 머리를 바닥으로부터 천천히 들어 올린 후 내린다. 이때 내 몸은 머리를 들어 올릴 때 어떠한 반응을 보이는지 살펴본다. 2번을 진행한 후 쉰다.

caution

머리를 굴릴 때에는 움직임 범위가 처음부터 크지 않도록 유의한다. 힘을 가해 스트레칭을 하는 것이 아니라 목이 부드럽게 움직이는 범위를 확인한다는 차원에서 움직임을 시작한다. 턱관절에 힘이 들어가지 않도록 하는 것이 도움이 된다. 어깨가 긴장하지 않도록 목을 회전할 때마다 살피고, 긴장이 느껴지면 동작을 멈추고 호흡을 하며 어깨를 바닥에 떨어뜨린다.

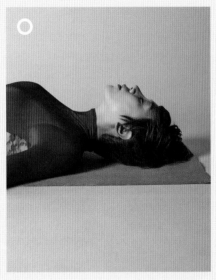

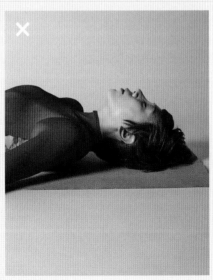

헤드 리프트

뒷목이 당길 때 테라피 3

1

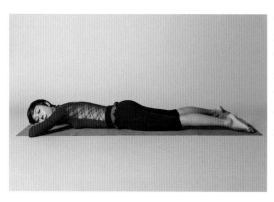

엎드린 자세에서 왼쪽을 향해 바라본다. 편한 방향에서 먼저 진행해도 무방하다. 양팔은 접어 머리 쪽으로 가져와 얼굴을 받쳐준다. 눈을 감고 부드럽게 호흡을 한다. 숨을 내뱉는 호기 시 몸이 전체적으로 바닥에 닿는다는 상상을 한다. 이때 바닥에 닿아 있는 몸을 따라 의식을 보내며 '머리-가슴-복부-골반-다리-발'의 방향으로 따뜻한 물이 흐른다는 느낌을 가지고 호흡을 천천히 내쉬면 도움이 된다.

2

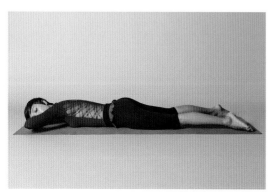

팔꿈치를 바닥에서 살짝 떼듯 들어 올렸다가 내린다. 팔꿈치를 들 때 목에서 일어나는 긴장을 느끼고 그 긴장된 부분을 부드럽게 놓아준다는 느낌으로 팔꿈치를 천천히 내린다. 3~4회 반복한다.

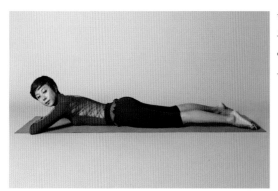

머리의 무게를 느끼며 천천히 들어 올린다. 목과 어깨 혹은 등에서 일어나는 긴장을 살피고 긴장된 부분을 부드럽게 놓아준다는 느낌으로 머리를 내린다. 머리를 들어 올릴 때 시선은 왼쪽 어깨 너머를 바라본다. 2~3회 반복한다.

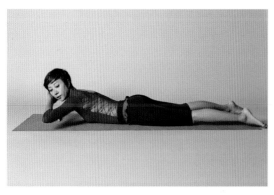

머리와 왼쪽 팔을 같이 들어 올렸다가 내린다. 이때 왼손은 얼굴(오른쪽 뺨)에 붙인 상태에서 진행한다. 동작 시 목, 어깨, 등의 긴장을 살피고 긴장된 부분이 전체적으로 부드럽고 길어진다는 느낌을 가지며 머리와 팔을 내린다. 2~3회 반복한 후, 바로 누워 몸 전체의 느낌을 살피면서 쉰다. 같은 방식으로 반대쪽을 시행한다.

caution

팔꿈치를 번쩍 들어 올리지 않고 팔의 무게를 충분히 느끼며 들어 올리는 것이 중요하다. 천천히 들어 올리면 목과 어깨 부분에서 미세한 근육의 움직임 변화를 찾을 수 있다. 동작 시 바닥에 놓여 있는 손과 팔로 바닥을 밀어내지 않도록 한다.

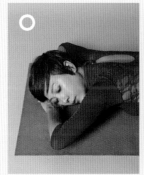

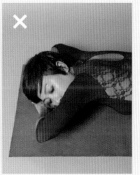

볼 스트레칭

어깨와 등이 결리고 아플 때 테라피 1

1

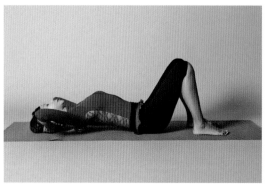

2

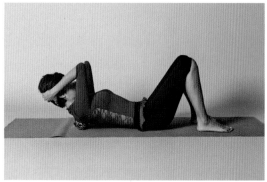

무릎을 세워 누운 뒤 땅콩볼을 통증 위치에 두고 들숨에 양 손으로 머리를 받친다. 소도구가 없다면 테니스 볼 두 개를 양말에 넣어서 땅콩처럼 만들어 이용할 수 있다.

날숨에 천천히 팔꿈치를 모으며 머리를 가볍게 받치고 상체 를 조금 들어 올린다. 8회 이상 천천히 뭉친 어깨가 결리는 곳 을 마사지하듯 풀어준다.

3

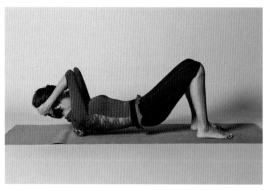

2번 동작 후 엉덩이를 살짝 들어 올려 위아래로 충분히 움직 여주며 어깨와 등을 적극적으로 이완시켜준다.

풀링 암

어깨와 등이 결리고 아플 때 테라피 2

1

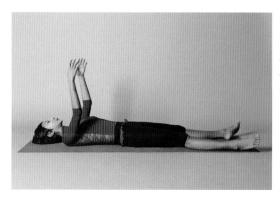

바닥에 바로 누워 천장을 향하고 눈을 감은 뒤 몸에 집중한다. 부드럽게 호흡을 하며 숨을 내뱉는 호기 시 몸이 전체적으로 바닥에 닿는다는 상상을 한다. 이때 바닥에 닿아 있는 몸을 따라 의식을 보내며 '머리-견갑골-등-골반-다리-발'의 방향으로 따뜻한 물이 흐른다는 느낌을 가지고 호흡을 천천히 내쉬면 도움이 된다.

2

양팔을 들어 천장을 향해 손끝을 가볍게 펴고 매달려 있는 느낌으로 뻗는다. 양 손끝은 천장에서 잡아당기듯 뻗는다. 이때 바닥에 닿아 있던 견갑골이 함께 들어 올려지는 것을 느낀다.

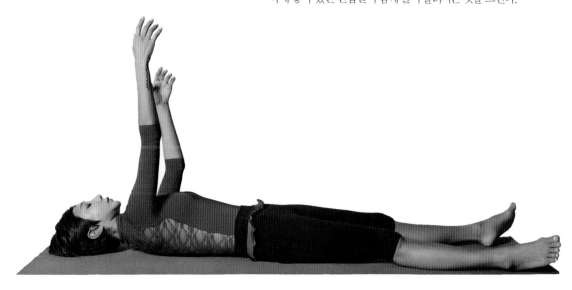

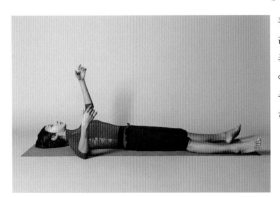

팔과 손끝은 여전히 천장을 향한 상태에서 수직으로 떨어뜨려 견갑골이 바닥에 닿도록 한다. 왼팔은 그대로 두고 오른쪽 손끝을 천장을 향해 뻗는다. 눈을 감고 손끝을 따라 움직이는 팔과 견갑골의 움직임과 위치 변화 그리고 어깨에서의 중심 이동을 느껴본다. 처음에는 아주 작은 움직임으로 시작하여 가동범위가 자연스럽게 넓어지는 것을 따라 가본다.

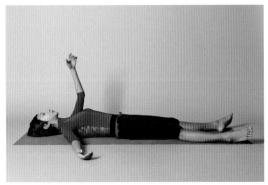

3~4회 반복하고 반대쪽도 같은 동작을 시행한다. 양 손끝을 천장을 향해 뻗었다가 견갑골과 팔꿈치를 순차적으로 내려놓았다가 팔의 무게를 느끼며 다시 손끝을 뻗어 올린다. 2~3회 반복한 뒤 '견갑골-팔꿈치-손' 순으로 팔을 바닥에 내리고 쉰다.

c a u t i o n

손과 팔을 뻗을 때 과한 힘이 들어가지 않도록 유의한다. 관절이 완전히 펴지면 긴장과 함께 손끝에서 등까지 이어지는 근육의 연결과 부드러운 움직임을 방해한다. 손끝을 뻗을 때 머리는 자연스럽게 움직이도록 고정하지 않는다. 진행 중에 힘이 들면 바닥에 내리고 쉬었다가 다시 하도록 한다. 팔을 바닥에 내릴 때 자신이 느끼는 견갑골이 편하게 느껴지는 각도와 위치에 내려놓으면 된다. 몸과 50~60도 벌어진 위치에 놓게 될 것이다.

레그 트위스트 1

고관절이 아플 때 테라피 1

1

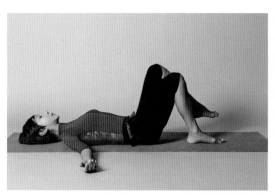

바닥에 바로 누워 천장을 향하고 눈을 감고 몸에 집중한다. 부드럽게 호흡을 하며 숨을 내뱉는 호기 시 몸이 전체적으로 바닥에 닿는다는 상상을 한다. 이때 바닥에 닿아 있는 몸을 따라 의식을 보내며 '머리-견갑골-등-골반-다리-발'의 방향으로 따뜻한 물이 흐른다는 느낌을 가지고 호흡을 천천히 내쉬면 도움이 된다. 양 무릎을 세운다. 양다리와 발의 사이를 붙이고 오른쪽 다리를 왼쪽 다리에 꼬듯이 올린다.

2

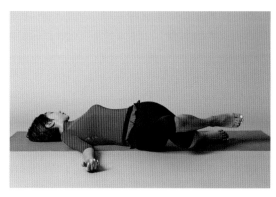

양다리를 오른쪽으로 내리면서 머리를 반대쪽을 향하게 돌린다. 등과 발바닥을 바닥에 붙이면서 다리와 머리를 중심으로 되돌린다. 양다리를 오른쪽으로 내리면서 머리를 반대쪽을 향하게 돌리고 같은 방식으로 되돌린다. 다리를 넘길 때는 무릎의 이동을 따라간다는 느낌으로 진행하며 동작 시 코어의 힘으로 조절한다.

레그 트위스트 2

고관절이 아플 때 테라피 2

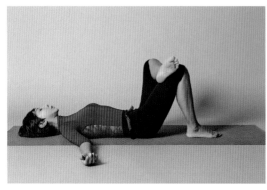

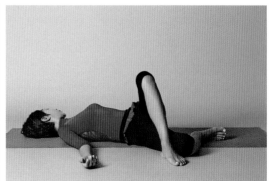

준비 동작은 '레그 트위스트 1'과 같다. 왼쪽 다리를 오른쪽 다리에 올린다. 올리는 다리는 제기차기를 하듯 다리를 접어 발목을 올린다.

양다리를 오른쪽으로 내리면서 머리는 반대쪽을 향하게 돌린다. 등과 발바닥을 바닥에 붙이면서 다리와 머리를 중심으로 되돌린다. 3-4번 반복하고 반대쪽을 시행한다.

caution

다리를 꼰 후 올린 다리는 힘을 빼고 걸치듯 한다. 머리를 다리의 반대 방향으로 돌리는 것이 불편하게 느껴지면 중앙 혹은 같은 방향으로 돌리면서 편안한 방향을 찾아본다. 다리를 전체적으로 넘기지 않아야 한다. 자칫 둔부(고관절 부분)의 스트레칭은 일어나지 않고 허리가 먼저 움직이면서 허리에 무리를 줄 수 있기 때문이다. 동작 시 과한 긴장이나 통증이 느껴지면 넘어가는 다리를 받쳐줄 수 있도록 방석을 두고 해도 좋다.

앉아서 스트레칭

하체 부종이 심할 때 테라피 1

수건 이용 스트레칭 1

1

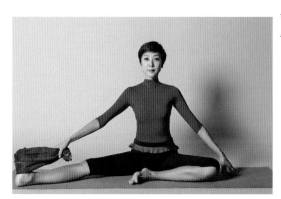

한쪽 다리는 안으로 접고, 한쪽 다리는 옆으로 뻗어 발끝에
수건을 걸어 잡는다.

2

바닥을 집고 있는 팔을 앙 오 포즈한 뒤 옆으로 길게 뻗어 스
트레칭한다. 이때 수건을 잡고 있는 어깨가 올라가지 않게
주의한다.

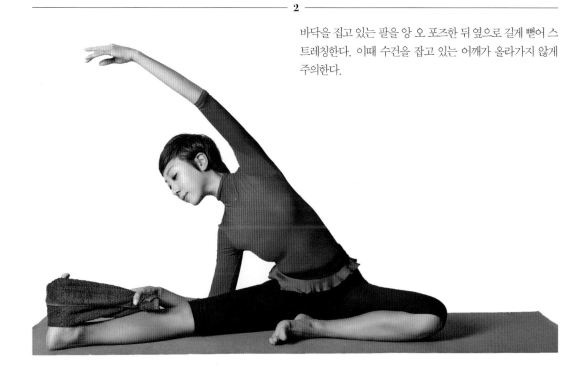

수건 이용 스트레칭 2

1

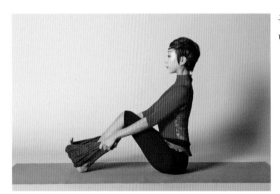

들숨에 양다리를 가지런히 모아 무릎을 세워 앉는다. 이때 발끝에 수건을 걸고 허리를 반듯하게 세운다.

2

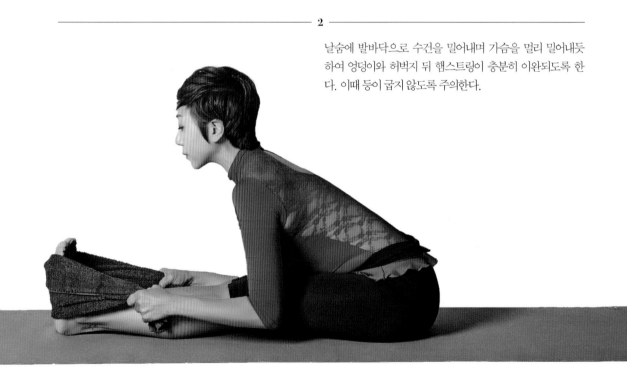

날숨에 발바닥으로 수건을 밀어내며 가슴을 멀리 밀어내듯 하여 엉덩이와 허벅지 뒤 햄스트링이 충분히 이완되도록 한다. 이때 등이 굽지 않도록 주의한다.

나비 자세

──────── 1 ────────

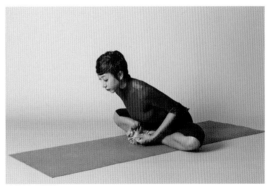

들숨에 양다리를 안으로 접어 발바닥이 마주보게 앉는다. 이 때 엄지발가락을 잡고 최대한 척추를 바르게 세워 앉는다.

──────── 2 ────────

날숨에 천천히 가슴을 멀리 보낸다는 느낌으로 앞으로 스트 레칭한다.

──────── 3 ────────

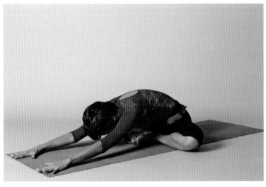

더 이상 내려갈 수 없을 때 양손을 앞으로 쭉 뻗어 스트레칭 한다. 이때 머리와 어깨에 힘이 들어가지 않도록 긴장을 풀어 준다.

──────── 4 ────────

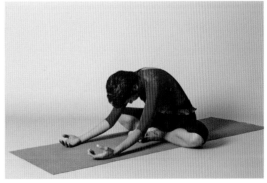

손바닥이 하늘을 바라보게 하여 천천히 등을 둥글게 말아 올 라온다.

누워서 스트레칭

하체 부종이 심할 때 테라피 2

수건 이용 프런트 스트레칭

1

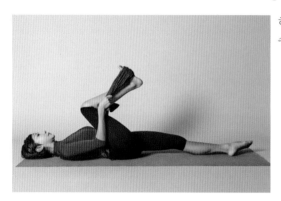

하늘을 바라보고 누워 들숨에 한쪽 다리를 구부려 발바닥에 수건을 걸어 양손으로 잡는다.

2

날숨에 발바닥으로 수건을 밀어내며 천천히 무릎을 편다. 골반이 틀어지지 않게 스트레칭하며 들어 올린 다리와 아래로 뻗은 다리의 무릎이 최대한 구부러지지 않게 하고 등과 어깨도 굽지 않도록 한다.

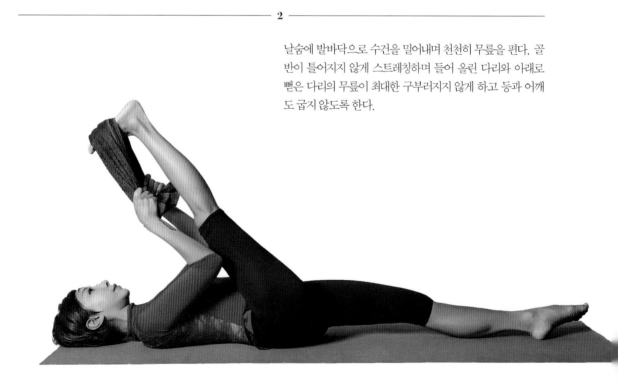

수건 이용 사이드 스트레칭

—————— 1 ——————

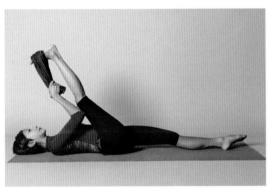

수건 이용 프런트 스트레칭 동작을 하며 15초 이상 충분히 멈춰 스트레칭한 뒤 들숨에 한 손은 옆으로 하고, 한 손으로만 발바닥에 걸어둔 수건을 잡는다.

—————— 2 ——————

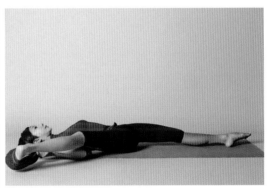

발뒤꿈치로 밀어내듯 스트레칭하며 옆으로 최대한 밀어낸다. 이때 골반이 틀어지거나 반대편 골반이 들리지 않게 주의한다. 고관절에 힘을 주고 다시 수건을 밀어내듯 스트레칭하여 처음 동작으로 돌아온다.

수건 이용 트위스트 스트레칭

—————— 1 ——————

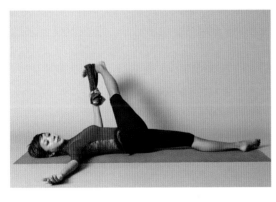

스트레칭한 다리의 반대편 손으로 수건을 바꿔서 잡는다.

—————— 2 ——————

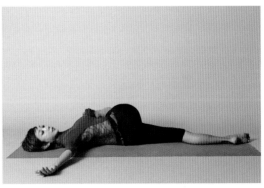

엄지발가락 끝이 바닥을 향하게 하여 고관절을 안으로 회전시켜 천천히 반대편 바닥을 향하여 스트레칭한다.

일자 스트레칭

———————— **1** ————————   ———————— **2** ————————

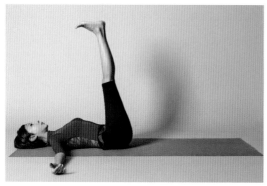
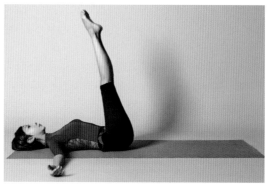

누운 자세에서 양팔을 옆으로 넓게 하고 양다리를 모아 앞으로 모은다. 들숨에 발바닥으로 하늘을 밀어내듯 플랙스 동작을 한다.

날숨에 발끝이 하늘을 찌르듯 포인 동작을 하며 최대한 다리가 벌어지거나 구부러지지 않도록 한다. 1~2번 동작을 4~6회 반복한다.

———————————————— **3** ————————————————

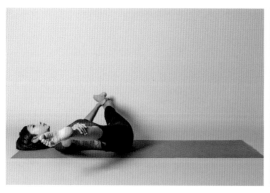
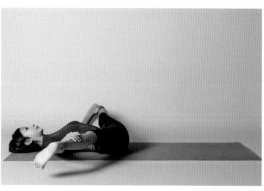

양다리를 양옆으로 벌리며 종아리 또는 발목을 잡고 최대한 늘려서 스트레칭한다.
이때 포인과 플랙스 동작을 4~6회 반복하며 15초 이상 멈춰 스트레칭한다.

허리 이완

골반 통증 및 허리 통증이 있을 때 테라피 1

----- 1 -----

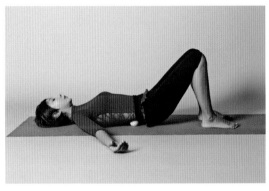

땅콩볼 또는 양말에 테니스볼을 두 개 넣은 뒤 통증 부위 또는 허리 쪽에 넣고 무릎을 세워 눕는다.

----- 2 -----

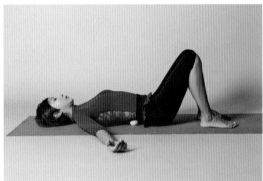

펠빅 클락하듯 들숨에 꼬리뼈가 지면을 향하게 끌어내리고 허리는 아치를 만들어준다.

----- 3 -----

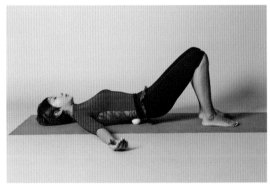

날숨에 천천히 꼬리뼈를 말아 올리며 볼 위에 체중이 실리도록 한다.

----- 4 -----

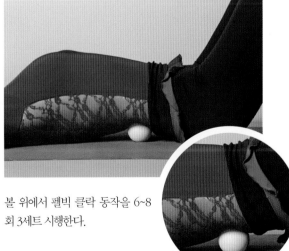

볼 위에서 펠빅 클락 동작을 6~8회 3세트 시행한다.

장요근 이완

골반 통증 및 허리 통증이 있을 때 테라피 2

— 1 —

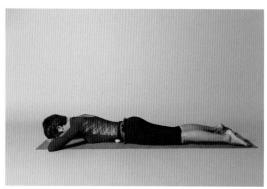

배꼽에서 2~3cm 바깥쪽으로 볼을 1개 놓고 다리는 골반 너비로 벌려 엎드린다. 이때 양 손등 위에 이마를 편하게 둔다.

— 2 —

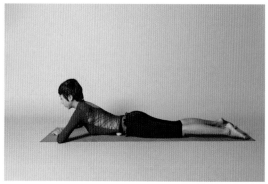

복부를 팽창시켜 볼에 압박을 가하며 복식호흡을 8회 이상한다.

— 3 —

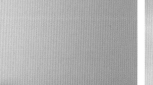

천천히 가슴을 바닥에서 들어 올리고 시선은 뒷목의 아치가 자연스럽게 유지될 정도로 바라보며 복식호흡을 한다.

— 4 —

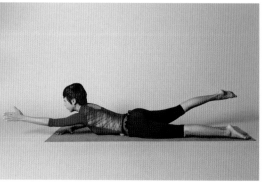

한 팔을 뻗어 가슴 앞으로 스트레칭하여 몸의 체중을 싣는다. 들어 올린 팔의 반대쪽 다리를 들어 올려 체중을 싣는다.

caution

근력운동이 아니니 오래 버틸 필요는 없다. 골반 통증 및 허리 통증이 있을 때에는 허리 이완과 장요근 이완 동작을 천천히 시행한다.

발바닥 이완

족저근막염 예방 테라피 1

— 1 —

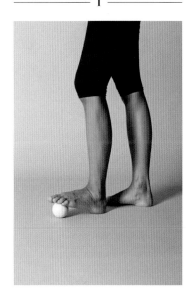

— 2 —

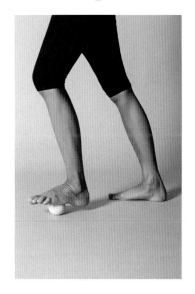

다리를 앞뒤로 벌려 앞쪽 발바닥에 골프공 또는 테니스공을 발바닥에 두고 체중을 70% 실어 천천히 눌러 마사지하듯 문질러준다.

발바닥의 아치 모양을 따라 세로로 또는 가로로 마사지해 주며 통증이 느껴지는 부위에서는 10~30초 정도 멈춘다. 발바닥 전체를 꼼꼼히 이완시킨 후 반대쪽도 시행한다.

발가락 묵찌빠

족저근막염 예방 테라피 2

1

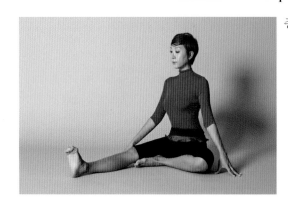

종이컵을 구기듯 발바닥을 수축한다.

2

엄지발가락을 위로 들어 올려 나머지 발가락과 분리시킨다.

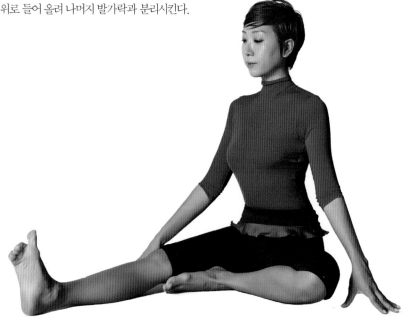

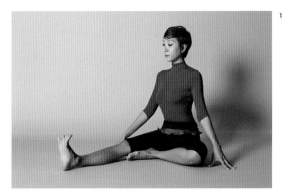

발가락 사이사이가 다 벌어지게 양옆으로 벌려준다.

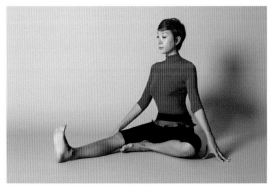

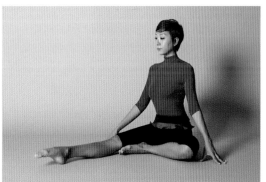

발가락으로 가위바위보를 하듯 1~3번 동작을 6~8회 시행한 다.

발바닥의 감각을 충분히 깨워주고 포인과 플랙스 동작을 8회 이상 한다.

caution

발은 작은뼈 26개와 100개 이상의 근육과 인대가 볼록한 아치를 만들어 안정감과 평형감을 유지시켜준다. 족저근막염이 생기면 발바닥의 아치가 무너져 내려 평발처럼 근막이 늘어나 염증이 생기고 유착이 일어난다. 발바닥의 근막을 꼼꼼히 풀어주면 발가락 끝부터 발바닥, 발목뿐만 아니라 어깨와 목까지 부드럽게 해주어 족저근막염을 예방할 수 있으며 전신의 긴장감을 푸는 데 많은 도움이 된다. 특히 유연성이 없을 경우 스트레칭 전에 이 동작을 충분히 하도록 하자.

오픈암

오십견 예방 테라피 1

1

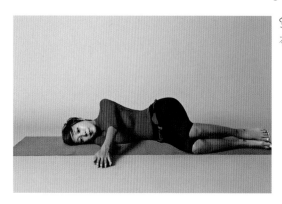

옆으로 누워 양 무릎을 구부려 의자에 앉듯 배꼽 쪽으로 당긴다. 양팔은 가슴 앞으로 뻗어 양손을 마주한다.

2

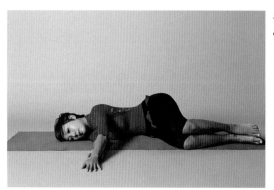

위에 놓인 손끝을 밀어내며 팔의 견갑골을 가슴 쪽으로 움직인다.

---

caution

견갑골을 움직일 때 목의 긴장이 일어나지 않도록 머리를 편안하게 바닥에 내려놓는다.
팔을 반대편으로 넘길 때 어깨 관절이 무리하게 꺾이지 않도록 가슴과 허리를 함께 열어준다.
양 무릎을 붙이려 하지 말고 팔의 이동에 따라 자연스럽게 열리게 한다. 다만 구부린 다리가 펴지지 않도록 한다.
불편함이 느껴지면 양 무릎을 배꼽 쪽으로 조금 더 당긴다.

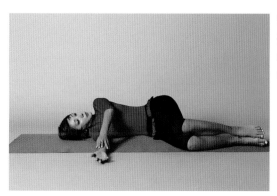

다시 견갑골을 등쪽으로 가져오며 위쪽 팔을 들어 가슴을 열듯이 반대편으로 보낸다. 이때 두 견갑골을 바닥에 내려놓는다는 느낌으로 진행한다. 편안함을 느끼는 정도까지만 보냈다가 제자리로 가져온다.

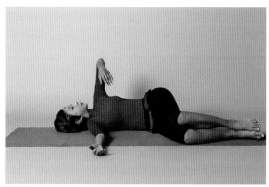

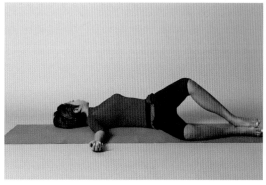

동작을 반복하면서 불편함이 들지 않을 때 위에 놓인 팔을 천천히 들어올려 반대편 바닥에 내려놓는다.

4~5회 반복한 후 바로 누워 어깨가 이완된 느낌을 살핀다. 같은 방식으로 반대쪽을 시행한다.

암 서클(위)

오십견 예방 테라피 2

1

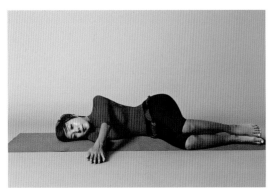

옆으로 누워 양 무릎을 구부려 의자에 앉듯 배꼽 쪽으로 당긴다. 양팔은 가슴 앞으로 뻗어 양손을 마주한다.

2

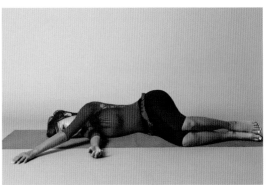

위에 있는 팔 쪽의 견갑골을 가슴 쪽으로 움직이며 손바닥으로 바닥을 스치듯 천천히 머리 위로 움직인다.

3

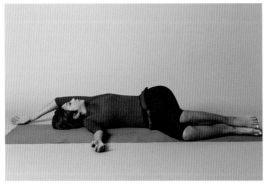

손등이 바닥을 스치게 머리 위로 큰 반원을 그리며 가슴을 연다.

4

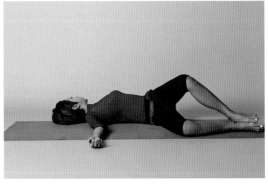

시선은 손끝을 따라가며 반원을 그려 양팔을 넓게 벌린다. 이때 허리나 고관절에 힘이 들어가지 않게 온몸이 느슨해진 느낌으로 진행한다. 오른쪽과 왼쪽을 같은 방식으로 천천히 3회 정도 시행한다.

암 서클(아래)

오십견 예방 테라피 3

1

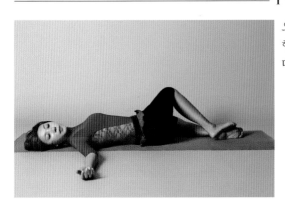

오십견 예방 테라피 2의 1~4번 동작을 오른쪽, 왼쪽으로 진행한 뒤 오픈 암 상태에서 무릎과 무릎이 가까워지게 허리를 따라 몸을 회전한다.

2

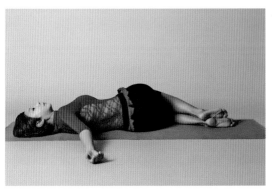

팔은 최대한 멀리 큰 반원을 아래로 그리듯 내린다.

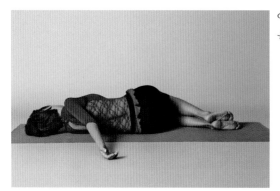

어깨의 힘을 최대한 풀고 천천히 아래로 등 근육을 느끼며 팔을 내린다. 이때 손등이 바닥에 닿지 않을 수도 있다.

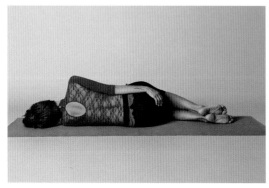 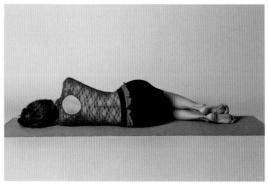

천천히 회전하며 팔은 큰 반원을 그리며 힙을 스쳐 다시 양손을 가지런히 가슴 앞으로 모아
태아 자세로 마무리한다.

누워서 펠빅 클락

코어 강화 1

상체 일으키기 1

—— 1 ——

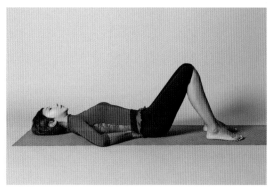

—— 2 ——

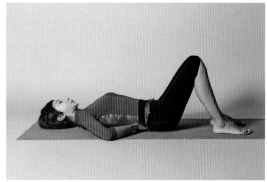

다리는 골반 너비로 벌리고 양손을 허리 뒤로 두고 눕는다. 들숨에 꼬리뼈는 지면을 향하고 허리는 아치를 만든다.

날숨에 등허리가 바닥을 지그시 누르며 꼬리뼈를 가볍게 말아 올린다. 허리가 손등을 지그시 눌러주는 압력에 집중하며 4-6회 시행한다.

상체 일으키기 2

—— 1 ——

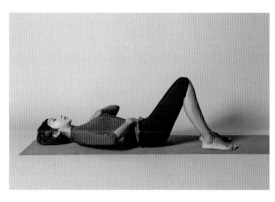

—— 2 ——

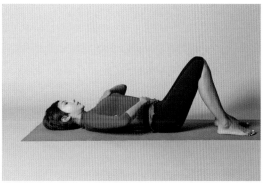

한 손은 명치에, 한 손은 하복부에 두고 다리는 골반 너비로 벌리고 눕는다. 들숨에 꼬리뼈는 지면을 향하고 허리는 아치를 만든다.

날숨에 등허리가 바닥을 지그시 누르며 꼬리뼈를 가볍게 말아 올린다. 복부와 가슴이 길어지고 짧아지는 근육의 길이와 방향을 인지하며 4~6회 시행한다.

상체 일으키기 3

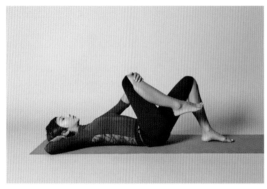

들숨에 오른손은 머리 뒤로 하고 왼손은 오른쪽 무릎을 가볍게 감싸고 눕는다.

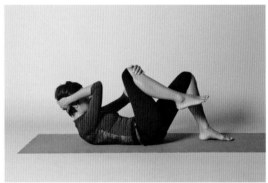

날숨에 오른쪽 겨드랑이와 오른쪽 고관절이 가까워지게 일직선 방향으로 상체를 일으킨다. 이때 머리는 당기지 말고 가볍게 받치며 4~6회 호흡과 함께 시행한다.

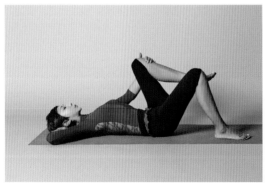

들숨에 오른손은 머리 뒤로 하고 왼손은 왼쪽 무릎을 가볍게 감싸고 눕는다.

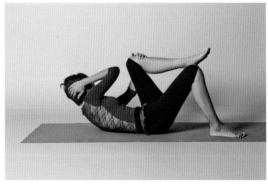

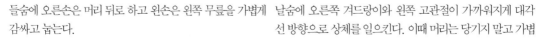

날숨에 오른쪽 겨드랑이와 왼쪽 고관절이 가까워지게 대각선 방향으로 상체를 일으킨다. 이때 머리는 당기지 말고 가볍게 받치며 4~6회 호흡과 함께 시행한다.

상체 일으키기 4

1

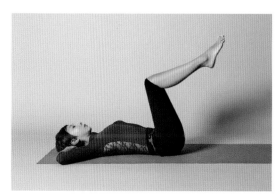

들숨에 양손은 머리 뒤고 하고 무릎과 발끝을 들고 눕는다.

2

날숨에 양쪽 겨드랑이와 고관절이 가까워지게 상체를 일으킨다.
머리를 절대 당기지 말고 상체를 많이 일으키지 못하더라도 등허
리와 견갑대가 바닥을 누르는 것에 집중하며 4~6회 시행한다.

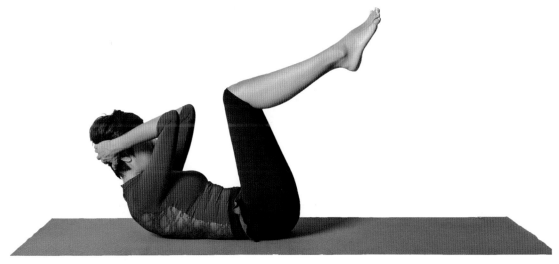

구르기

코어 강화 2

1

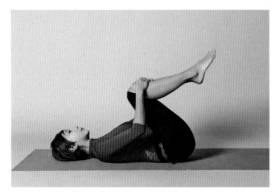

양손으로 무릎을 감싸고 눕는다.

2

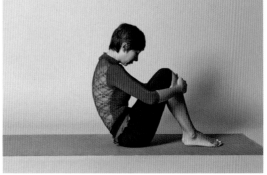

상체 일으키기를 충분히 했다면 날숨에 상체를 완전히 일으켜본다. 이때 등은 둥글게 말아야 한다.

3

들숨에 천천히 뒤로 넘어가 척추를 롤링시킨다. 이때 등을 둥글게 말고 뒤로 갈 수 있는 가동범위까지만 움직인다. 4~6회 시행한다.

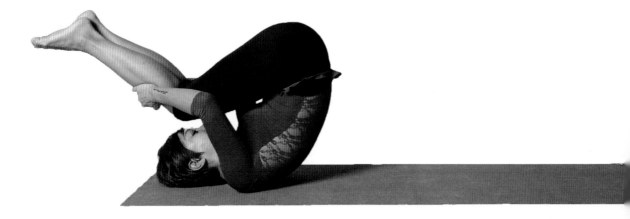

부록

우리가 말하고 싶은
발레핏

프 리 나 가

추 천 하 는

건 강 한

다 이 어 트 방 법

디톡스 식단 ▮▮▮▮▮▮▮▮▮▮▮▮▮▮▮▮▮▮▮▮▮▮▮▮▮▮▮▮▮▮▮▮▮▮▮▮▮

왜 여자들은 몸무게 앞자리에 집착할까? 나 또한 50kg을 넘는다는 건 상상할 수 없는 일이었고 항상 46~47kg을 유지하며 남들 다이어트할 때 난 절대 살이 찌지 않는 체질인 줄 굳게 믿고 있었다. 하지만 대학교 때 급작스레 어머니와의 사별을 겪으며 불면증과 걷잡을 수 없는 체중 증가로 교수님께 불려가기도 했다. 발레 수업 전에 항상 몸무게를 재는데 체중계 앞에서 당당했던 내가 살이 푹푹 찌는 소리가 들리는 것처럼 짧은 시간에 감당하기 힘들 만큼 체중이 불어버린 것이다.

살이 찌면서 가슴 사이즈와 힙과 허벅지까지 커져 턴 아웃도 힘들어지고 동작을 하는 것이 버거워서 그 당시 정말 심각하게 전과까지 고민하게 되었다. 죽기 살기로 덴마크 다이어트, 원푸드 다이어트, 황제 다이어트 등 그 당시 유행한 다이어트는 안 해본 것이 없이 다 해봤다. 하지만 결국 남는 건 면역력 저하와 요요현상의 반복이었다. 나중엔 맛있는 음식이 앞에 있을 때마다 그리고 모임이 있을 때마다 스트레스를 극도로 받기 시작했다. 먹는 것도 죄책감에 토하고 불면증에 잠도 제대로 잘 수 없었다. 지금 다시 떠올려도 정말 최악이었던 시절이다.

근데 재미있는 건 지금 몸무게가 그때보다 더 나간다는 것이다. 그리고 예전에 날 봤던 사람들이 "왜 이렇게 살이 빠졌어?"라고 말한다는 것이다. 아무리 몸무게는 중요하지 않고 근육량이 중요하다는 얘기를 해도 안 들릴 때가 있다. 그게 바로 20대인 것 같다. 그래서 지금 다이어트 때문에 고민을 하고 있는 20대에게 말하고 싶다. "몸무게에 집착하지 마라! 잘 먹으면서 다이어트를 하라!"라고 말이다. 내 생각을 강요하진 않겠다. 나 또한 20대에 어른들이 하지 말라는 건 다했으니까…. 내가 추천하려는 원푸드 디톡스 식단은 실제로 여러 사람에게 적용했을 때 가장 안전하고 스트레스 없이 했던 방식이다.

2013년 온스타일 「겟잇뷰티」에서 각 분야의 다이어트 전문가 4명이 체험자 4명의 변화를 통해 그들만의 다이어트 비법을 공개해 주목을 받았다. 사상 체질 다이어트, 고주파 지방분해와 체외충격파 등을 통한 마네킹핏, 생활 속 웨이트 그리고 발레핏이 소개되었다. 1주 만에 누가 제일 큰 효과가 있었을까?

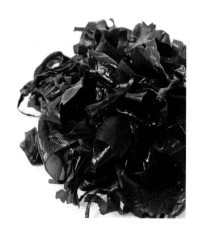

들도 보도 못한 발레핏이 1주 만에 6kg 감량에 성공하여 다들 비결을 궁금해했다. 그 당시 내가 맡은 체험자는 폭식증을 겪고 있는 21살 어린 참가자였다. 예전 사진을 보니 과거에 내가 한창 발레 하면서 소말리아라는 소리를 들었을 때와 흡사하게 180cm가 넘는 키에 너무하다 할 만큼 말라 있 었다. 하지만 폭식증으로 90kg가 넘는 거구의 몸으로 변하며 자신감도 잃고, 먹고 토하는 방식으로 계속 몸이 안 좋은 상태였다. 다이어트를 한다고 음식량을 갑자기 줄이면 극도의 스트레스를 감당하 기 힘들 것 같았다. 1주일 동안 나는 체험자에게 미역국 디톡스를 권했고, 8주 뒤에 최종 허리둘레를 재보니 10인치(24.5cm)가 줄었다. 1주 유산소 운동을 하면서 미역국 디톡스를 하고 무리한 근력운 동보다는 발레핏 기본동작을 했을 뿐이었다.

혈액 순환을 돕고 피를 맑게 하는 미역국은 산모뿐만 아니라 여성들의 미용식으로도 인기가 많 다. 주로 쇠고기나 홍합, 광어 등을 넣어서 개인의 취향에 맞게 끓여 먹는다. 저열량, 저지방 식품으 로 다이어트에 좋고 식이섬유가 풍부하여 포만감을 주며 장운동을 활발하게 하여 변비를 예방해준 다. 미역에 함유되어 있는 알긴산이라는 성분은 몸속의 유해물질이나 중금속을 배출시켜 혈액을 맑 게 해주는 디톡스 효능도 있다. 미역의 섬유질은 끈적거리기 때문에 위와 십이지장의 벽을 보호해 주 는 역할도 한다. 게다가 비타민A와 클로로필 성분이 풍부해 피부와 점막을 튼튼하게 만들어준다. 미 네랄, 요오드, 비타민 B1,B2,C,E 성분이 풍부하고 칼슘이 100g당 960mg 함유되어 있어 골다공증 예 방에도 좋다.

1주일 동안 미역국을 먹어야 하므로 질리지 않도록 쇠고기, 굴, 홍합, 들깨 등 다양한 레시피로 끓 인다. 미역국은 건더기 위주로 먹고 싶은 만큼 듬뿍 먹고 김치가 먹고 싶을 땐 백김치 또는 고춧가루 를 씻어 먹는다. 아침 미역국, 점심 미역국 그리고 현미밥 반 공기, 저녁 미역국으로 일주일 동안 먹는 다. 중간에 배고플 땐 탄수화물은 먹지 말고 건더기 위주로 미역국만 먹는다.

운동 플랜

여행을 가면 핫하다는 피트니스 센터나 스튜디오를 방문하곤 한다. 스위스에 방문할 기회가 생겨 그곳에서 지내는 동안 운동을 하러 갔을 때 너무나 인상적인 센터 분위기에 놀라지 않을 수 없었다. 스위스는 서유럽 국가 중에서도 평균수명이 남자 77.8세, 여자 83.6세로 가장 길다. 인구 고령화도 매우 높은 편이다. 그래서 그런지 점심시간에 운동하러 온 사람들의 연령대도 매우 높았다.

정말 흥미로운 장면은 연세 있는 분들이 프리웨이트 존에서 알아서 척척 혼자 운동을 하고 있었다는 것이다. 한 손에 일지 같은 파일을 들고 체크를 하고, 소도구도 이것저것 써가며 일사분란하게 움직이는 모습이 놀라웠다. 그래서 그들은 어떻게 혼자 운동을 하는 것인지, 누군가 체크해주는 것인지 물어봤더니 PT를 받은 사람들은 저렇게 혼자 체크해가며 스스로 운동한다고 했다.

나는 회원들에게 종종 운동하러 올 시간이 없으면 홈트(홈 트레이닝)라도 하라고 권유하는데, 한결같이 어디서부터 어디까지 해야 할지 모르겠고 자신이 과연 맞게 하고 있는지 의심스러워 엄두가 안 난다는 답이 돌아왔다. 그래서 한 가지 제안을 하고자 한다. "자신에게 맞는 맞춤 운동을 하되 기본은 바꾸지 말라!"고 말이다. 발레핏의 호흡법, 포드브라, 플리에 동작을 기본으로 하여 자신에게 필요한 스트레칭과 근력운동을 하루에 3~4개 동작으로 시작해보도록 하자.

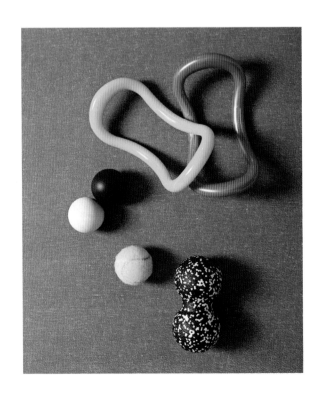

허혜성(20대)

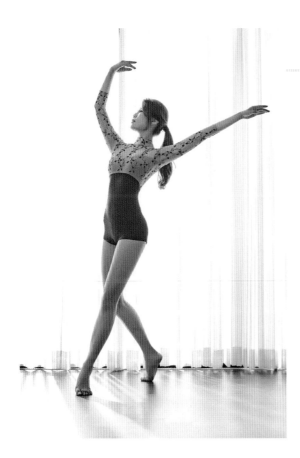

초등학교 2학년 때부터 발레를 하다 보니 억지로 행한 스트레칭과 관절의 과한 사용으로 부상을 입게 되었고, 통증이 심한 날에는 자다가 깨어나 울 정도였습니다. 하지만 전공을 선택한 이상 발레에서 추구하는 미의 기준에 나의 몸을 억지로 끼워 맞출 수밖에 없었습니다.

늘 '더 찢어라, 더 높이 들어라, 더 돌아라.'는 얘기만 듣고 살다가 발레핏을 배우면서 처음으로 몸을 제한된 범위 내에서 움직이게 되었습니다. 창피한 이야기이지만 관절에 가동범위가 있다는 것도 발레핏을 시작하고 처음 알았습니다. 그렇게 '내 몸에 맞추어 2여 년쯤 운동을 하다 보니 어느새 좌골신경통도, 요통도 없어졌습니다.

처음에는 단순한 호기심으로 시작한 발레핏이었지만 제 몸의 변화를 느끼고 나니 몸을 알아 가는 과정이 너무 재밌어서 2012년 이후 발레핏 전문강사로서 활동하고 있습니다.

여성스러운 몸이 싫어서 성장기에는 압박붕대로 가슴을 감고 다니고, 성인이 되어서는 헐렁한 셔츠를 선호했는데 지금은 제 몸이 참 좋아졌습니다. 저의 가장 큰 콤플렉스였던 부분을 저 스스로 사랑하게 되었다는 점에 무엇보다 감사합니다.

가장 큰 단점이 가장 큰 장점으로 바뀌게 된다는 것! 건강함이 얼마나 큰 아름다움인지 알게 되었다는 것! 앞으로도 발레핏을 가르치며 더욱 배우게 되겠죠.

원세미(30대)

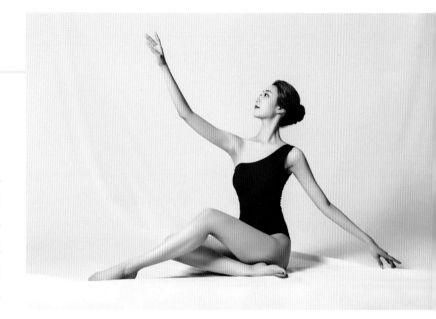

10년 이상 클래식 발레 전공으로 예술고등학교, 예술대학교, 대학원까지 마치고, 석사 졸업 후 삶의 목표였던 발레 강사가 되었습니다. 그러자 삶에 슬럼프가 왔습니다. 어렸을 때부터 마른 체질이었던 터라 아무리 먹어도 찌지 않았던 몸에도 슬럼프로 인한 변화가 왔습니다. 갑작스런 체중 증가와 체형 변화는 극심한 스트레스로 다가왔고, 무엇보다 좋아하던 발레에 슬럼프가 오자 처음으로 무기력함을 느끼기 시작했습니다.

전공을 살릴 수 있는 다른 새로운 콘텐츠를 찾다가 요가와 필라테스를 거쳐 우연히 알게 된 발레핏을 경험해본 후에 다시 심장이 뛰고 집중력이 생기기 시작했습니다. 운동이 다시 재밌어졌고 운동 후에는 숙면을 취할 수 있었습니다.

다이어트도 중요하지만 다이어트 후 관리가 정말 중요하기 때문에 생활 속 버닝을 추천합니다. 예를 들면 엉덩이에 힘 주고 서기, 설거지하며 뒷다리 차기, 빨래 널며 힙업 운동하기, 계단을 습관적으로 이용하기 등 쉽게 따라 할 수 있는 생활 속 버닝을 습관화하는 게 다이어트 후 요요현상을 막는 최고의 방법이라고 생각합니다. 어렵게 생각해왔던 발레의 대중화, 나아가 발레핏의 대중화를 응원하며 오늘도, 내일도, 옆집 어머니도 아랫집 언니도 모두 다함께 발레핏을 즐기는 그날까지 파이팅입니다.

임혜경(30대)

어렸을 때부터 무용을 했고 먹어도 살이 찌지 않는 체질이라 특별하게 운동에 관심이 없던 저는 결혼 후 두 번의 출산과 육아로 인해 급격하게 체중이 늘어났고 척추측만증, 피부처짐 등 여러 가지 요인으로 건강이 나빠졌습니다. 그로 인해 스트레스와 우울증이 생겼고 자신감이 많이 떨어져 있었습니다.

임신 중 늘어난 위 때문에 먹는 양을 줄이지 못하고, 아이들 재우고 난 뒤 먹던 야식을 끊지 못해서 아무리 운동을 해도 체중이 줄어 들지 않아 힘들었습니다. 그래서 갑자기 식단을 확 바꾸는 것보다는 조금씩 자주 먹고 저염식으로 바꾸어서 조절하기로 했습니다. 다행히 식단을 바꾸니 몸의 변화가 보였습니다.

어느 정도 적응한 후에는 방울토마토, 견과류, 곤약 등 포만감이 많은 음식으로 대체했습니다. 음식 조절과 함께 여러 가지 운동을 시도해보았습니다. 그때 발레핏을 알게 되었습니다. 다이어트에 제일 도움이 되었던 것은 바른 자세의 인지였습니다. 우아한 운동 발레핏을 하면서 여성적인 보디라인과 건강도 되찾게 되었습니다. 건강을 되찾으니 생활에 활력이 생기고 자신감도 살아났습니다. 몸의 균형과 보디라인을 살려주는 발레핏이 생활화되어서 지금은 발레핏 전도사로 살고 있습니다.

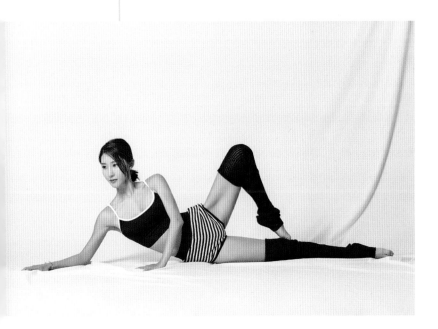

신태희(60대)

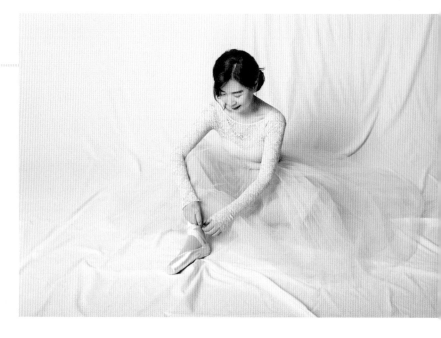

　내 나이가 60을 향해 달려가던 어느 날 우연히 배우게 된 발레핏은 육체적으로, 심리적으로 나를 변화시켰습니다. 어려서부터 운동하기를 너무 힘들어 했던 내가, 누가 시키지도 않았는데 매일같이 수업시간 전에 학원을 찾아가 열심히 몸이 들려주는 변화를 느끼고, 클래식 음악을 들으면서 발레 바에 올려진 양손을 잡고 어린 시절의 순수한 감성 속으로 빠졌습니다. 어린아이처럼 마냥 좋아서 발레핏을 열심히 따라 했는데 시간이 흐르니까 자연히 기초체력도 생기고 잃어버리고 있었던 예술성도 깨어나는 듯합니다.

　얼마 전에 손주 백일잔치였는데, 마흔살 무렵 프랑스 파리에서 사온 꽃무늬 원피스를 꺼내 입어보곤 스스로에게 놀랐습니다. 세월이 지나면서 울퉁불퉁해진 몸매에 자신감을 잃어버려서 그대로 걸어두어야만 했던 꽃무늬 원피스를 다시 입을 수 있어서 행복했습니다. 발레핏을 꾸준히 2년 정도 노력한 결과 주변에서 목선과 어깨선이 고와졌고, 서 있는 자세가 반듯해져서 나이 들어 보이지 않는다는 얘기를 많이 듣고 있습니다. 덕분에 자신감이 생겨서 항상 생기 있게 살아가고 있습니다.

　요즘 같은 고령화 시대에 발레핏의 슬로건처럼 '죽을 때까지 우아하게' 살아가려면 계속 발레핏과 함께 가야겠지요?

주연님(70대)

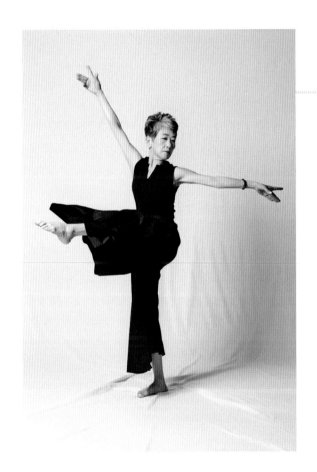

2015년 2월 칠순의 나이에 발레핏을 처음 시작하여 지금껏 꾸준히 주 2회 운동을 하고 있습니다. 저는 40년간 꾸준히 하루에 2시간씩 여러 가지 운동을 하며 건강관리를 해왔습니다. 제게 발레핏이란 운동은 아주 새로운 경험이자 변화였습니다. 정신집중을 하면서 몸에 균형을 잡고 규칙적인 호흡에 맞춰 우아한 몸 동작이 함께 하는 순간 내 몸속에 잠자고 있던 작은 근육들이 깨어나면서 온몸이 바르게 정렬되는 변화를 경험하게 되었습니다.

발레핏과 함께한 지 3년이 지난 지금 체질적으로 나약했던 내 몸의 코어가 바로 서고 몸이 점점 다부져지는 걸 느낄 수 있습니다. 제가 발레핏을 하며 건강을 되찾는 것을 보고 출산 후 몸이 많이 허약해진 딸과 어린 손녀도 함께 발레핏을 하고 있습니다. 신체에 무리가 없기 때문에 남녀노소 누구에게나 적극 권하고 싶은 운동입니다. 그러다 보니 가족은 물론이고 주변에 발레핏 홍보대사가 되어 버렸답니다.

'발레핏을 좀더 일찍 만났더라면' 하는 욕심이 들 정도로 발레리나 같은 우아함과 부드러운 강인함의 조화를 경험하며 지금도 하루하루 발전하고 있습니다.